LA COUVEUSE

Marie-Claude
Barrette

LA COUVEUSE

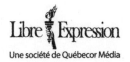

Libre Expression
Une société de Québecor Média

Catalogage avant publication de Bibliothèque et Archives nationales du Québec et Bibliothèque et Archives Canada

Barrette, Marie-Claude
    La couveuse
    ISBN 978-2-7648-0900-6
    1. Barrette, Marie-Claude. 2. Grossesse - Complications. 3. Animatrices de télévision - Québec (Province) - Biographies. I. Titre.

RG571.B372 2014   362.19830092   C2014-942087-0

Édition : Johanne Guay
Révision linguistique : Sophie Sainte-Marie
Correction d'épreuves : Sabine Cerboni
Couverture : Chantal Boyer
Mise en pages : Annie Courtemanche
Photo de couverture : Pierre Manning

Remerciements
Nous reconnaissons l'aide financière du gouvernement du Canada par l'entremise du Fonds du livre du Canada pour nos activités d'édition.
Nous remercions le Conseil des Arts du Canada et la Société de développement des entreprises culturelles du Québec (SODEC) du soutien accordé à notre programme de publication.
Gouvernement du Québec – Programme de crédit d'impôt pour l'édition de livres – gestion SODEC.

Les Éditions Libre Expression
Groupe Librex inc.
Une société de Québecor Média
La Tourelle
1055, boul. René-Lévesque Est
Bureau 300
Montréal (Québec) H2L 4S5
Tél. : 514 849-5259
Téléc. : 514 849-1388
www.edlibreexpression.com

Dépôt légal – Bibliothèque et Archives nationales du Québec et Bibliothèque et Archives Canada, 2014

ISBN : 978-2-7648-0900-6

Distribution au Canada
Messageries ADP inc.
2315, rue de la Province
Longueuil (Québec) J4G 1G4
Tél. : 450 640-1234
Sans frais : 1 800 771-3022
www.messageries-adp.com

Diffusion hors Canada
Interforum
Immeuble Paryseine
3, allée de la Seine
F-94854 Ivry-sur-Seine Cedex
Tél. : 33 (0)1 49 59 10 10
www.interforum.fr

Charles, ceci est notre combat.
Angela, tu réaliseras à quel point tu as toujours été sage.
Juliette, tu découvriras un pan d'histoire de TA famille.
À toi, mon petit ange, pour donner un sens à ta courte vie.

À Mario, mon alter ego, merci pour ta patience.
Je t'aime.

Avertissement

Cette histoire est basée sur mes souvenirs. Je n'ai pas voulu m'assurer que tout soit exactement dans les mêmes mots que ce qui a été dit il y a une quinzaine d'années. Pour cette raison, les noms des médecins ont été changés. Les propos n'en demeurent pas moins véridiques.

« Les conséquences de ce qu'on ne fait pas
sont les plus graves. »
Marcel Mariën

PROLOGUE

Je n'ai jamais imaginé ma vie comme un long fleuve tranquille. Je ne me suis jamais demandé pourquoi telle ou telle chose m'arrive et pas aux autres. J'ai toujours cru en l'amour, sans jamais rêver au prince charmant. J'ai toujours su faire face aux épreuves. Mes choix n'ont pas toujours été judicieux, mais je sais qu'au moment de prendre certaines décisions difficiles j'étais convaincue que c'étaient les bonnes. Quand j'attaque un projet, je déploie toute mon énergie pour le mener à terme. L'échec ne me fait pas peur. Comme dirait ma mère, j'ai la tête dure.

Le temps a toujours été un enjeu, j'ai souvent l'impression d'avoir un chronomètre entre les deux oreilles. Pourtant, je ne suis aucunement une *workaholic*. Dans ma planification du temps, mes loisirs sont comptés. Chaque matin, je me lève et je sais de quoi sera composée ma journée. J'aime prévoir des journées en pyjama, anticiper mes moments de loisir et rêver à mes vacances.

Je n'aime pas que l'on m'indique la façon dont je devrais penser, et c'est pourquoi j'ai de la difficulté avec les principes simili-spirituels où les adeptes nous disent sérieusement: «Si ça ne va pas, lance ça dans les airs et l'univers répondra.» Je crois à notre force intérieure, que chacun est responsable de nourrir. Même si nous sommes bien entourés, il n'en demeure pas moins que devant l'épreuve nous sommes seuls. La mort est l'exemple ultime. Ma vie m'a permis de comprendre qu'il ne fallait pas tout mettre sur le dos des autres. Je ne veux pas que les gens fassent les choses à ma place, je veux partager autant les victoires que les défaites. J'ai besoin de mettre la main à la pâte. Je n'aime pas être protégée. Je veux connaître les faits et savoir ce que je dois affronter. Le doute m'habite, sans m'empêcher d'avancer.

Plusieurs de mes proches croient que si la réincarnation existe, j'ai dû être une lionne. Si tel est le cas, il m'en reste la chevelure. Je protège mon territoire. Je suis là pour défendre ceux pour qui c'est plus difficile. Depuis mon plus jeune âge, j'ai l'habitude de protéger les gens qui en manifestent le besoin. Je ne tolère pas l'injustice, l'idiotie et les mensonges.

J'ai une autre particularité : autant mes journées sont planifiées, autant je n'ai aucun plan de vie et je me permets de changer d'idée. Je ne voulais pas d'enfants, mais je suis tombée enceinte. Dès ce moment, j'ai su tout de suite que j'en voulais plus qu'un. J'imaginais déjà une tablée où les rires et les chicanes se côtoieraient. Je ne pensais pas que le chemin serait aussi difficile pour emplir cette table.

Aussi étrange que cela puisse paraître, j'ai l'impression de m'être préparée pendant vingt-neuf ans à passer à travers les épreuves et les défis que je vais vous raconter. Il y a des moments dans la vie qui nous transforment, où nous perdons nos repères, mais qui font de nous des personnes meilleures même si nous en sortons écorchés.

CHAPITRE 1

Dernière journée des vacances de l'été 1999, le lundi 2 août. Je prends la route, direction Québec. Je dois subir ma deuxième amniocentèse en moins de neuf mois. Deux heures dans ma voiture, seule, la nostalgie s'empare de moi. Je repense à ma belle Angela qui, il y a une semaine, dans sa magnifique robe de bouquetière que ma mère lui a confectionnée pour le mariage de mon frère, n'arrêtait pas de dire à tout le monde qu'elle avait un petit bébé dans le ventre de sa maman. Cette fois, si je perds cet enfant, ça ne passera pas incognito. Angela a grandi et elle attend la venue de ce bébé autant que son père et moi.

J'entre dans le hall du centre hospitalier et je suis happée par une tristesse désarmante. La dernière fois, j'y ai laissé mon bébé. Le verdict a été sans appel. J'ai l'impression d'avoir un stroboscope dans la tête. Les images se multiplient, la douleur monte, j'ai peur qu'on me donne le même diagnostic. Je suis incapable d'avancer, je tiens mon ventre.

— Toi, petit coco, tu vas rester avec moi.

J'ai besoin d'en avoir le cœur net. Je me dirige vers la salle d'examen, mes jambes tremblent, j'ai les mains moites : j'ai peur.

J'entre dans la pièce. Le médecin m'attend et voit mon hésitation. Tout de suite, il se fait très rassurant.

— Bonjour, Marie-Claude. Tout devrait bien aller avec ce bébé. Nous sommes ici ce matin pour nous assurer que la suite se passera bien.

Toujours impressionnante, la longueur de cette aiguille qui permet au gynécologue d'effectuer une ponction du liquide entourant le bébé, en traversant l'abdomen de la mère. Ce n'est pas douloureux, mais c'est tout de même risqué.

J'aurai les résultats dans environ quatorze jours. Si ces derniers sont annonciateurs une fois de plus d'anomalies mortelles, je ne sais pas où je vais trouver la force de traverser cette épreuve. Je reprends la route, la musique de Leonard Cohen me détend. Je n'ai pas de contrôle sur la situation. Je dois penser à autre chose pour les quatorze prochaines journées.

Quand j'arrive à la maison, ça sent bon. Mario, comme à son habitude, a préparé un festin pour le dernier repas de nos vacances. Il sait que je m'inquiète pour cette grossesse, mais, en bon statisticien, il croit qu'un deuxième enfant ayant une trisomie 13, ça ne se peut pas, les probabilités sont trop minimes. Angela et lui ont travaillé fort toute la journée pour que cette soirée soit magique. Ils ont cueilli des fleurs, cuisiné et même prévu un feu d'artifice.

Pour cette dernière soirée de vacances, Angela veut dormir entre son papa et sa maman. Comment lui refuser ce privilège ?

Je m'endors en regardant Mario et ma belle cocotte, et je suis déjà nostalgique. Le quotidien reprendra, Mario quittera la maison pour quelques jours, Angela retournera à la garderie, et moi au travail. J'aimerais arrêter le temps. L'arrivée d'Angela dans ma vie m'a fait découvrir mon côté mélancolique. Après les vacances d'été et celles du temps des fêtes, je deviens maussade, j'ai souvent la larme à l'œil, je voudrais que notre vie de petite famille se poursuive. Je ne peux pas croire que les vacances sont déjà terminées. Je les anticipe pendant des mois, et ça me prend des semaines pour m'en remettre.

D'aussi loin que je me souvienne, j'ai toujours aimé partir. Quand j'étais jeune, mon père possédait une voiture familiale. L'été, nous partions soit en Gaspésie voir la famille de ma mère, soit au Témiscamingue dans celle de mon père. Mes parents m'ont transmis ce goût de bouger et cet amour des vacances.

Au fil des années, Mario et moi avons établi notre façon de voyager. Nous aimons découvrir et apprécier la beauté du monde, passer du temps ensemble. L'arrivée d'Angela dans ces périples n'a fait qu'accroître ce bonheur d'être réunis pendant quelques semaines. Être en vacances, pour nous, c'est partir, peu importe que ce soit en avion, en vélo, en auto ou en bateau. Cette année, nous sommes allés à l'Île-du-Prince-Édouard, et nous en revenons tout juste. Nous y avons loué un chalet au bord de la mer. Là-dessus, je ne fais aucune concession. Si la mer est proche, je dois la voir, la sentir et l'entendre. Prendre l'apéro en faisant des châteaux de sable, c'est le bonheur. Mario a découvert avec moi l'importance de décrocher du quotidien. Comme il vient d'une famille d'agriculteurs, le travail de la ferme a toujours prédominé sur le reste. Ce n'est pas un hasard qu'il soit aussi rigoureux et travaillant.

J'aimerais que Mario rentre à la maison tous les soirs. Il m'arrive de penser que notre quotidien n'est pas ce que je souhaitais au plus profond de moi. Je ne trouve pas ça toujours facile d'être seule avec ma fille au moins trois jours par semaine. Je finis par m'endormir, entourée de ce que j'ai de plus précieux au monde.

Je me réveille en sursaut. Je suis toute mouillée. Oh, mon Dieu, je vais perdre mon bébé ! Je reconnais l'odeur de ce liquide qui coule entre mes jambes. Je ne veux pas réveiller Angela. Je chuchote :

— Mario, Mario, il y a un problème, je perds du liquide amniotique.

Il se lève d'un bond, de l'affolement dans les yeux.

— Claude, on doit se rendre à l'hôpital.

Mario me surnomme Claude comme tous les autres membres de ma famille.

— Non, je pars à l'hôpital. Ça ne donne rien d'être trois à l'urgence.

— Voyons donc, c'est trop grave, tu ne peux pas conduire dans cet état.

— Mario, je ne veux pas qu'Angela soit témoin de notre panique. Reste avec elle. Je serai très prudente, crois-moi.

— Non, je vais appeler mes parents, ils vont venir garder la petite.

— Non, ça va être trop long. En plus, je trouve que nous avons assez fait vivre d'émotions à tes parents.

Pendant que l'on discute à voix basse, je cherche des vêtements. Je mets finalement la main sur un bermuda, une camisole et une veste. Deux minutes plus tard, je suis habillée. Mario descend avec moi au salon. J'attrape mes clés et je dis à mon chum que je lui donnerai des nouvelles le plus tôt possible. Il continue à argumenter. Son ton monte, ce qui est très rare dans son cas, contrairement à moi. Je ne peux pas attendre, je dois me rendre à l'hôpital. Je le vois, sur la galerie, l'air complètement découragé de mon entêtement.

Je prends la route, non pas effrayée, mais en mode sauvetage. Je parle à mon bébé, je veux qu'il s'accroche : « Petit coco, reste là, ne pars pas. » L'état de la route me fait paniquer ; au moindre cahot, je perds du liquide. Enfin, j'arrive à l'urgence. La préposée au triage m'appelle et me demande :

— Raison de la visite ?

— Je perds du liquide amniotique.

— Vous savez ça comment ?

— L'odeur.

— L'odeur ?

— Écoutez, je dois voir un médecin, j'ai peur de perdre mon bébé.

— J'ai encore quelques questions.

— J'ai eu une amniocentèse cet après-midi. Écoutez, je dois voir le médecin…

— On ne fait pas ça ici.

Elle me regarde d'un air perplexe.

— Je sais, je suis allée à Québec.

— Pourquoi une amniocentèse : problème héréditaire ?

— Non, écoutez, je n'ai pas envie pour le moment de vous raconter ma vie, je sens que je peux perdre mon bébé d'une seconde à l'autre. Appelez ma gynécologue, elle va comprendre ce qui se passe.

— Vous allez commencer par voir le médecin de garde et il jugera lui-même… Retournez dans la salle d'attente, me dit-elle sur un ton autoritaire.

— D'accord.

Je m'assois, mais je suis en colère. Enfin, on me convoque à la salle 4. Je m'y rends presque en courant.

— Calmez-vous! me dit l'infirmière en me regardant droit dans les yeux.

Elle comprend rapidement que ce n'est pas la bonne chose à me dire. Du regard, je lui lance des couteaux.

— Couchez-vous, le médecin va venir vous voir.

Encore attendre, attendre et attendre. Le médecin arrive enfin, après plusieurs minutes.

— Bonsoir. Quelle est la raison de votre visite à cette heure tardive?

— Je perds du liquide amniotique. J'ai eu une amniocentèse cet après-midi à Québec et je pense que tout est relié.

— Un instant, pas trop vite.

— Comment ça, pas trop vite? J'ai déjà tout raconté à l'infirmière.

— Pourquoi faites-vous le lien entre la perte de liquide et l'amniocentèse? C'est probablement de l'urine que vous avez perdue.

Je sens mes narines s'élargir. Je dois me contenir pour ne pas piquer une crise d'hystérie légendaire, qui me conduirait assurément au département de psychiatrie, où je finirais bourrée de calmants.

— Pardon? Vous pensez que je suis venue à l'urgence en pleine nuit parce que j'ai pissé dans mes culottes… Est-ce bien ce que vous dites?

Il baisse ses lunettes sur le bout de son nez et soutient mon regard:

— Il y a de fortes probabilités que ce soit tout simplement ça. Sinon expliquez-moi pourquoi on vous piquerait sur le ventre et pourquoi le liquide sortirait par les voix naturelles?

Je ne peux me retenir, je hausse le ton considérablement.

— Heille, c'est vous, le médecin, c'est à vous de me répondre. Appelez ma gynécologue, elle a certainement une explication.

C'est évident, je commence à l'exaspérer.

— On va se calmer…

Il regarde son dossier.

— … madame Barrette. Il se fait tard. Vous devriez vous reposer.

— Pardon? Je ne me calmerai pas tant et aussi longtemps que je ne saurais pas ce qui se passe.

— On va d'abord faire un examen gynécologique. On va prendre un échantillon de ce fameux liquide qui vous inquiète tant et, après, vous pourrez retourner tranquillement chez vous. Nous vous rappellerons s'il y a quelque chose.

— Je ne retournerai pas chez moi cette nuit.

Il me regarde avec un petit air étonné:

— Ah bon…

— Je veux voir ma gynécologue.

— Elle n'est pas de garde, elle ne sera pas ici avant 8 heures.

— Je vais l'attendre.

— Vous êtes sérieuse ?

Le seul endroit où je peux être dans cette situation est l'hôpital. Pour rien au monde je ne le quitterais.

— Oui, j'ai perdu un bébé il y a quelques mois et je n'en perdrai pas deux.

— Je vais l'appeler, compte tenu de votre insistance, mais vous êtes consciente que je vais la réveiller.

— Je sais… mais il n'y a pas d'autre solution.

Il sort de la salle et revient dix minutes plus tard. Son air a changé. Même sa voix est plus douce.

— Vous comprendrez que je ne suis pas gynécologue. Il y a beaucoup de femmes enceintes qui viennent à l'urgence pour des craintes souvent non justifiées. Elles ne veulent pas courir de risque, donc au moindre symptôme inquiétant, elles se présentent ici. Je vous rassure, la Dre Cossette prend votre cas au sérieux. À partir de maintenant, elle ne veut plus que vous marchiez. Nous vous monterons à l'étage en fauteuil roulant, et vous resterez couchée tant qu'elle ne vous aura pas examinée.

— Pourquoi ?

— Elle m'a donné ces consignes à suivre pour éviter une fausse couche. Elle croit qu'il peut y avoir un lien entre l'intervention que vous avez subie et ce qui se passe présentement.

Je ne veux pas pleurer devant lui, je me retiens, mais ma bouche tremblote. Je réussis à dire :

— Éviter une fausse couche ?

— Oui, après une amniocentèse, ça peut arriver. Selon la Dre Cossette, votre perte de liquide peut annoncer une fausse couche.

— J'avais donc raison de m'inquiéter à ce point. Rassurez-moi.

— Il n'y a encore rien de confirmé. Vous le saurez dans quelques heures.

Je hurle à l'intérieur de moi. Les mots « fausse couche » résonnent dans tout mon corps. Comment vais-je dire ça à Mario ? Je revois les images récentes de notre fils Noël, mort alors qu'il était dans les bras de son père. Je sais que, depuis cette perte, il est très triste. C'est très rare, mais, pour une fois dans ma vie, je ne vois pas de porte de sortie. Je ne parviens pas à apercevoir de lueur d'espoir. Depuis quelques mois, j'ai l'impression d'avoir un genou à terre, et, là, le coup fatal vient de m'être annoncé.

Première balade en fauteuil roulant de ma vie. J'arrive à ma chambre, on me lève, on me couche, on monte les barreaux de chaque côté du lit. L'infirmière me montre une bassine.

— Ça, c'est pour vos petits besoins, le papier est à côté.

— Merci.

Je suis dans un état second. Je demande le téléphone et je me décide à appeler Mario. Comme d'habitude quand je dois affronter une situation difficile, la guerrière en moi se manifeste, même si je ne vois pas d'issue. Mario répond au premier coup :

— Comment ça va ?

— Je ne sais pas trop… En fait, ça ne va pas très bien.

— Le bébé?

— Mario, notre bébé est en danger.

— …

— J'ai perdu du liquide amniotique. Judith a demandé que l'on me couche jusqu'à son arrivée vers 8 heures.

— Je m'en viens. Je vais porter la petite chez mes parents.

— Non, ce n'est pas nécessaire. Sois là vers 8 heures. Je ne veux pas qu'Angela sente notre stress.

— Claude, cette fois-ci, laisse-moi m'arranger. T'ont-ils dit si tu as des risques de le perdre?

— Nous allons attendre le diagnostic de Judith parce que je ne peux pas me fier au médecin de l'urgence. Plus nul que ça, tu meurs.

— Quel est son nom?

— Aucune idée. On s'en fout, je ne le reverrai pas.

— Quelle affaire! Fais ce que Judith a dit, ne te lève pas.

— Je ne bouge pas. À tantôt.

Parler à Mario m'a fait du bien, sa voix m'a rassurée. Je ne dois pas flancher, je dois trouver un endroit pour loger mes émotions. Le bébé est toujours avec moi, et le proverbe «Tant qu'il y a de la vie, il y a de l'espoir» n'a jamais eu autant de résonance que maintenant.

Au bout de mon lit, en haut du mur, il y a une immense horloge. Il est 2 h 20. Judith sera là dans un peu moins de six heures. Je dois me recentrer, me calmer, songer à une solution et me reposer. Mon travail… Je n'y serai pas demain, je dois les prévenir. Mario doit partir pour Québec; qui ira chercher Angela à la garderie? Si je perds le bébé? Faut pas penser à ça. J'y penserai si ça arrive…

— Marie-Claude, Marie-Claude…

C'est Judith. Je me suis endormie sur le côté, je me tourne pour me mettre sur le dos et je sens le liquide envahir mes cuisses. Ma gynécologue est témoin de la scène, je vois le doute dans ses yeux. Elle demande à l'infirmière de lui apporter un bâton qui déterminera si ce liquide est de l'urine ou du liquide amniotique. Il devient bleu tout de suite.

— Marie-Claude, la couleur du bâton me confirme que tu viens de perdre du liquide amniotique. Si je me fie au rapport médical de cette nuit, c'est la deuxième fois. Pour l'instant, je ne veux pas m'avancer sur la suite des choses tant qu'il n'y a pas eu d'échographie. Nous allons en faire une d'ici une heure et, après, on se reparlera.

— Je suis inquiète, je ne veux pas le perdre.

Mario me fait sursauter. Je ne l'avais pas vu, il a dû arriver pendant mon sommeil. Il s'approche du lit. Nous nous comprenons du regard, les mots sont inutiles.

Judith a un air grave. Elle demande à Mario de rester avec moi et elle nous dit que la situation n'est pas rose.

Difficile d'avoir une conversation après cette rencontre. Une chance que j'ai déjà un enfant, cela me ramène dans la réalité même si j'ai envie de la fuir.

— Comment va Angela ?

— À son réveil, elle te cherchait. Je lui ai dit que la piqûre que tu as eue sur le ventre te faisait mal et que tu as dû aller voir ton médecin. Tu lui avais promis des crêpes, alors j'en ai fait. Elle voulait absolument aller à la garderie.

— À son arrivée chez Julienne, est-ce qu'elle semblait bien ?

— Oui, elle était contente de retrouver les quelques enfants qui étaient déjà là.

Une préposée entre dans la chambre.

— Madame Barrette ?

— Oui.

— On vous fait une petite toilette et, tout de suite après, un préposé vous amènera en radiologie.

Je tente de m'asseoir pour sortir du lit. La préposée panique :

— Non, non, non, restez couchée. Nous partons avec le lit.

Je me mets à rire, la situation est cocasse. Fini le fauteuil roulant. Maintenant, j'ai un lit roulant. Je n'avais jamais vu le plafond de l'hôpital, très agréable à regarder pendant cette balade. Pendant quelques minutes, j'oublie la raison de ce déplacement. Nous voilà dans la salle d'examen. Ma gynécologue et la radiologiste y sont déjà.

— Marie-Claude et Mario, nous allons calculer la quantité de liquide amniotique. Nous allons aussi nous assurer que le bébé va bien.

Nous avons rarement été aussi dociles. Nous nous sommes très peu parlé ce matin, mais on pense la même chose : dans quel état allons-nous ressortir de cette salle ? La dernière fois que nous avons été dans une situation semblable, ça a été une épreuve difficile à décrire. Pendant cet examen, Mario et moi, nous ne pouvions nous regarder, j'étais couchée et lui était assis à l'autre bout de la pièce. Aujourd'hui, il est debout, à côté du lit, et nous pouvons échanger des regards.

On m'applique le gel sur le ventre et, enfin, on y appose la sonde. Nous avons les yeux rivés sur l'écran. Comme d'habitude, je n'y comprends rien. C'est en noir et blanc.

La radiologiste s'empresse de dire :

— Bonne nouvelle, le cœur du bébé bat !

Il n'en fallait pas plus pour que les larmes coulent sur mes joues.

— Tu as perdu beaucoup de liquide. Comme vous le savez, c'est ce dernier qui nous permet d'avoir un contraste. Quand l'image n'est pas claire, c'est qu'il y a un problème. Nous allons mesurer les poches de liquide qui entourent le bébé.

Les deux spécialistes chuchotent, prennent des mesures.

— Ici, il y a cinq millimètres ; ici, deux millimètres… Nous allons recommencer pour être certaines des valeurs.

Une vingtaine de minutes plus tard, Judith nous dit solennellement :

— Une autre perte pourrait être fatale pour le bébé. Nous allons te ramener dans ta chambre. Tu dois demeurer couchée. Tes mictions et tes selles : dans la bassine. Tu ne dois pas t'asseoir, seulement t'incliner légèrement. Tu dois te reposer. Dès que possible, nous allons parler à des spécialistes en grossesses à risque élevé et nous appliquerons leurs recommandations. Mario, assure-toi qu'elle reste calme. La seule solution pour éviter une autre perte, c'est l'immobilité. J'ai une grosse journée, mais je passerai sans faute pour vous expliquer la suite.

Je m'empresse de demander :

— Penses-tu que je vais perdre le bébé ?

Et Mario d'ajouter :

— Quels sont les risques ?

— Trop tôt pour répondre, mais comme les membranes sont rompues, nous devons prendre des précautions contraignantes, mais efficaces.

La gynécologue nous fait un sourire rempli de compassion et nous quitte avec la radiologiste.

Nous restons dans la salle d'examen. La préposée doit venir me chercher. L'atmosphère est lourde. Je romps le silence :

— Est-ce que tu vas au bureau ?

— Il faudrait bien, c'est le retour des vacances. Les employés m'attendent pour la planification des prochaines semaines. Mais je n'ai pas la tête à ça. Si tu veux, je pourrais y aller et repasser ici avant de retourner à la maison.

— J'aimerais ça en savoir plus sur les membranes rompues.

— Moi aussi. J'ai l'impression de nager dans le brouillard. Je sentais Judith inquiète, je n'aime pas ça.

— Tu devrais prendre quelques minutes pour aller voir sur Internet ce qu'ils disent sur les membranes rompues. Ton plan est bon. Reviens en fin de journée, je vais essayer de dormir. Il faut que mon cerveau arrête de tourner en rond. Tant que l'on n'en sait pas plus, ça ne donne rien de paniquer.

— Voilà ton *lift* !

— Le *lift* s'appelle Rosie, nous lance la préposée au sourire généreux.

— À plus tard ! En passant, n'en parle pas trop, je ne suis pas prête à recevoir de la visite.

— N'hésite pas à m'appeler s'il y a du nouveau. Je peux revenir quand tu veux.

À travers les barreaux de mon lit, je regarde Mario partir. Je voudrais l'accompagner.

— Vous êtes prête, madame Barrette ? demande la dynamique Rosie.

— Avançons le carrosse… Ai-je le choix ?

Rosie me fait la conversation, mais je ne l'entends pas. Je n'ai pas envie de vivre ce qui m'attend. J'ai le goût de hurler, de pleurer, j'ai comme une avalanche dans l'abdomen. Heureusement que je suis dans un lit, sinon je m'effondrerais. Me voilà revenue devant mon horloge. Une infirmière me demande :

— Avez-vous fait une miction ?

— Une miction ?

— Avez-vous uriné ?

Voilà une question qui a le mérite d'être claire.

— Ce matin…

— Quelle couleur ?

— C'est une vraie question ?

— Ben oui.

— Je ne sais pas. La prochaine fois, j'analyserai la couleur si ça peut vous aider.

— Voulez-vous manger un petit quelque chose ? Il nous reste des plateaux du déjeuner, du gruau, des rôties…

— Des rôties et un café, ça va être parfait.

Je mange une rôtie qui a des points communs avec la mort : raide et froide. Après ce copieux repas, je m'assoupis.

Mario me réveille. L'horloge indique 16 heures. Je suis complètement perdue.

— Qu'est-ce qui se passe ?

— Je suis revenu comme convenu. L'infirmière vient tout juste de me dire que le médecin est en route pour nous rencontrer.

— As-tu réussi à travailler un peu ?

— Oui. Au moins, tout le monde sait que j'ai un imprévu de taille et que mon agenda peut être modifié en tout temps.

Le médecin entre dans la chambre. Enfin, nous en saurons plus. Elle se met au bout du lit pour être certaine que je la voie, et Mario est à côté de moi.

— Voici ce qu'il en est. Habituellement, après une amniocentèse, le trou que fait l'aiguille se ferme rapidement. Dans ton cas, le trou ne s'est pas colmaté. Peut-être as-tu pris la route trop vite après l'intervention. Le mouvement du liquide a peut-être permis à de petites quantités de liquide de couler, puis le trou s'est agrandi. En réalité, c'est seulement une hypothèse. Selon les statistiques, il se produit une fausse couche sur deux cents grossesses après l'amniocentèse. Le Dr Draper, celui qui a fait ton intervention, propose que tu demeures ici soixante-douze heures sans marcher. Dans plusieurs cas, la brèche se colmate, et la grossesse suit son cours. Je dois quand même vous dire que tu as perdu une quantité considérable de liquide.

— Judith, je le connais, ce médecin. Souviens-toi, c'est lui que tu m'as fait voir à Québec lors de ma dernière grossesse. Si, dans soixante-douze heures, je perds encore du liquide, que se passera-t-il ?

À voir son air, je comprends qu'elle redoutait cette question.

— L'interruption de grossesse pourrait être envisagée. Selon le Dr Draper, si ton état n'est pas stabilisé après dix jours, les chances d'avoir votre bébé sont très minces.

Mario la relance :

— Très minces ou nulles ?

— Très minces… Écoutez, c'est du cas par cas. Marie-Claude, je te demande, pour les trois prochains jours, de bouger le moins possible et de ne pas marcher. Tu as perdu beaucoup de liquide, et une autre perte majeure pourrait être fatale pour le bébé. Nous allons te donner des calmants qui n'auront pas d'effet sur le bébé, mais qui te permettront de t'assoupir. Tu peux incliner le lit très légèrement. Tes besoins : dans la bassine. Utilise la sonnette pour toute demande. Je vais venir te voir tous les jours. Nous passerons une écho jeudi en fin de journée. Veux-tu un papier pour ton employeur ?

— Mon employeur ? Je l'ai complètement oublié.

— Ne t'en fais pas, je lui ai parlé cet avant-midi.

— Oui, je vais prendre le papier. Est-ce qu'Angela peut venir me voir ?

— C'est la seule visite que je te recommande. Tu dois être au repos. Mario, c'est important de dire à la famille et aux amis qu'elle ne peut recevoir personne. Je ferai mettre une note sur la porte.

Son téléavertisseur sonne :

— Je dois y aller. Tenez bon.

— Merci! Est-ce possible de fermer la porte?

Elle nous fait un beau sourire. Mario prend une grande respiration en me regardant:

— Bon… Même si l'on voulait se faire croire que ce sont de bonnes nouvelles…

— Je trouve qu'elle est demeurée très vague.

— Je suis d'accord avec toi. Je n'ai pas eu le temps de consulter des sites parlant de membranes rompues, mais je vais m'en occuper ce soir. Nous avons deux jours devant nous pour récolter toutes les informations nécessaires pour bien comprendre les tenants et aboutissants de la situation du bébé.

Je sens l'émotion monter et je prends les mains de mon chum:

— Mario, je t'avise tout de suite qu'ils n'interrompront pas la grossesse…

— Nous pensons la même chose. Pour l'instant, ne paniquons pas. Le bébé va bien.

— Tu as raison. Tu devrais aller chercher Angela. On pourrait manger ensemble.

— Penses-tu que je pourrais aller à Québec et revenir jeudi en fin de journée?

— Angela?

— Mes parents vont la garder.

— Pas de problème. De toute façon, je dois me reposer. J'aimerais avoir une petite télévision.

— Je vais la demander en partant. As-tu besoin de quelque chose à la maison?

— Mon lecteur de CD, mes écouteurs et tous mes disques. Des sous-vêtements, ma trousse de beauté, ma brosse à dents, du shampoing, du savon et un pot de betteraves. Ne me regarde pas comme ça, j'ai encore mes goûts de femme enceinte.

— Du shampoing… Bonne chance pour te laver les cheveux !

— C'est vrai. Comment je vais faire ? Je vais en parler avec l'infirmière.

— Je pars si je veux revenir.

— Bye bye.

Nous sommes fidèles à nos habitudes. Malgré la gravité de la situation, l'apitoiement ne fait pas partie de nos réflexes. La vie continue, on doit aller de l'avant. Pourtant, plusieurs ne pariaient pas fort sur la durée de notre relation. Nous sommes tellement différents, mais si complémentaires.

Chapitre 2

Je n'ai jamais rien planifié avant de rencontrer Mario. Un jour, il m'a demandé si j'avais un peu d'argent de côté. Il a eu droit à un éclat de rire en guise de réponse. Je n'ai jamais appris à planifier plus loin que la fin du mois et, encore, c'est discutable. Il m'a amusée un certain temps avec ce besoin de tout prévoir, puis j'ai finalement compris quelques années plus tard que ma vie serait plus simple si j'essayais de prévoir les choses. J'avoue que ça ne s'est pas fait pas sans accrochages. Faire le marché avec une liste, au début, je trouvais ça ennuyant, mais j'ai bien dû constater que je perdais moins de temps; je n'avais pas à y retourner quatre fois par semaine.

Quand nous avons établi le premier budget pour nos vacances, j'étais déboussolée. Je boudais, j'étais de mauvaise foi. Mon côté rebelle se manifestait. Mon chum a une grande qualité, il est d'une patience hors du commun avec moi et il a toujours gardé son calme. Aujourd'hui, il me serait impensable de partir en voyage sans avoir un budget à respecter. Étonnamment, j'y trouve beaucoup de liberté, je ne me sens jamais coupable de mes folies, tant que c'est dans le budget ! Je resterai toujours une fille profondément instinctive et ouverte à tout ce que la vie m'offre. J'ai seulement appris à solidifier mes bases, et je me sens plus à l'abri des intempéries.

Au moment où Mario m'a connue, j'avais les cheveux orange. Je m'habillais sans suivre les conventions. Dès notre première rencontre, nous nous sommes bien entendus. Il m'a plu tout de suite, mais la dernière chose que je voulais à cette époque était une relation amoureuse. Un jour, sa colocataire a appris que je me cherchais un appartement, alors elle m'a proposé de louer une maison à l'île des Sœurs avec Mario et elle. J'ai trouvé l'idée sympathique, mais pas Mario. J'étais trop marginale, trop *flyée*. Quelques semaines plus tard, il était moins sensible à ma marginalité ! Vues de l'extérieur, nos différences sont probablement plus accentuées, surtout à travers un parcours aussi ardu que celui de la politique.

J'ai souvent eu l'impression que nous avions des âmes de guerriers. Quand vient le temps de défendre nos idéaux ou de faire face aux moments difficiles de la vie, nous sommes au combat. Pas de cachette, pas d'apitoiement, on ne flanche pas, on garde le cap, et ce, la tête droite. Nous n'utilisons pas les mêmes armes, mais nous sommes des combattants redoutables.

Je crois qu'une fois de plus un combat nous attend. Ces dernières semaines, j'étais fatiguée et je rêvais de rester couchée toute la journée. Me serais-je lancé un mauvais sort ? Ça ne donne rien de penser au pire. Passons donc ces trois jours et, après, nous réévaluerons la situation.

La porte s'ouvre brusquement :

— Madame Barrette, est-ce que vous avez une miction ? me demande l'infirmière.

Disons que mon côté pudique est mis à rude épreuve. Je lui demande :

— Quel est votre nom ?

— Francine.

— Parfait, Francine, appelez-moi Marie-Claude. Je pense que si vous vous intéressez à mon urine, nous sommes assez intimes pour nous appeler par nos prénoms.

Elle me fait un beau sourire et, déjà, ça me paraît mieux. Elle prend la magnifique bassine en acier inoxydable et quitte la chambre.

C'est long. J'ai hâte que Mario et Angela arrivent. Si tout va bien, je serai chez moi jeudi, et la vie pourra continuer. J'ai deux jours pour me reposer. Enfin, je peux me prélasser dans un lit. Je me suis accordé ce privilège trop peu de fois. J'ai toujours eu peur de perdre du temps. Toujours trop de choses à faire pour le temps alloué. La porte s'ouvre tout doucement :

— Maman !

— Chérie !

— Il est où, ton bobo ? Angela croit que c'est la raison de mon hospitalisation.

Sur mon ventre, je lève ma belle chemise d'hôpital.

— Regarde. L'amniocentèse a laissé une trace, j'ai un bleu de deux centimètres de diamètre.

Je me dis que c'est plus concret pour elle que :
«Maman a les membranes rompues.»

— Oh, c'est un gros bleu. Est-ce que ça te fait mal ?

— Oui, un petit peu.

Mario regarde la scène d'un air amusé.

— Je pense que je n'ai rien oublié. Angela et moi avons préparé un pique-nique.

— J'ai enlevé les croûtes, mon bébé n'aime pas ça, m'annonce Angela.

En entendant la fin de sa phrase, je me retiens pour ne pas éclater en sanglots. Quand Angela sort une nappe à carreaux rouge et blanche, mon côté festif revient.

Quel beau moment je passe avec eux ! On jurerait qu'Angela s'est donné pour mission de nous divertir. Nous rigolons, mais toute bonne chose a une fin. Les regarder partir à travers les barreaux de mon lit me crève le cœur. Pas seulement parce qu'ils me quittent, mais aussi en raison de la tenue vestimentaire d'Angela. Elle porte une robe bleue aux motifs blancs, avec un collant rouge et des chaussures de sport. La première fois que Mario a acheté un vêtement à Angela, c'était un magnifique ensemble en ratine, mais le hic est que c'était pour un garçon. On ne l'a pas échangé, elle l'a porté. J'ai tout de même avisé Mario de ne pas refaire cette erreur. Je m'abstiens cependant de tout commentaire, je dois fermer les yeux sur l'habillement de ma fille. Nous faisons tous ce que nous pouvons dans cette situation particulière. Je ne les reverrai pas avant jeudi. Les jours qui suivent sont tranquilles. Fidèle à son habitude, Mario m'appelle dix fois par jour. Je n'ai aucune fuite de liquide, tout va bien.

Enfin jeudi. Je souhaite que les nouvelles soient bonnes. J'ai observé les consignes à la lettre. Mes membranes ont dû se colmater. Je suis tout de même nerveuse et tendue. Peu importe, d'ici quelques heures, nous serons fixés. Les dés sont jetés.

On cogne à ma porte.

— Entrez! Rosie?

— On vous demande à la salle d'échographie.

— Tout de suite?

— Vous ne le saviez pas?

— On m'avait dit que ce serait en fin de journée.

— Je vais aller voir au poste.

Elle revient dix minutes plus tard avec Francine, l'infirmière.

— Marie-Claude, votre gynécologue doit être en salle d'accouchement cet après-midi. Elle a donc décidé de devancer l'examen.

— Mario ne sera pas là.

— Je peux l'appeler si vous voulez.

— Il est à Québec. Ça lui prend deux heures pour faire la route.

— Je comprends, Marie-Claude, mais, pour l'instant, nous n'avons pas le choix. C'est le médecin qui l'a demandé.

— Ça va aller, Francine. C'est juste que j'aurais aimé qu'il soit avec moi, et je suis certaine que c'est réciproque.

Rosie débloque les roues de mon lit et nous quittons la chambre. J'ai l'impression de partir pour l'abattoir. Elle me parle de la belle température, du blé d'Inde frais qu'elle a mangé et, finalement, nous arrivons à destination. Judith m'attend. Elle n'est pas seule, un monsieur d'un certain âge est là.

— Bonjour, madame Barrette, je suis Yves Paquette, chef radiologiste. L'examen sera long. Je vais prendre plusieurs mesures. Si vous ressentez de l'inconfort, vous me le dites. Ça va être froid sur votre ventre.

— Désolée pour Mario, mais je voulais être avec toi pour l'examen.

— Merci, Judith, d'être là. Tu sais, je ne vais pas vraiment bien…

Le radiologiste nous interrompt :

— Bonne nouvelle, le cœur du bébé a un débit régulier pour une grossesse de seize semaines. Je commence les mesures du liquide amniotique.

Judith me lance un regard interrogateur :

— Qu'est-ce qui ne va pas ?

— Je ne peux pas le perdre, pas deux en moins de huit mois.

— Passons l'examen et on en reparlera après.

J'ai fermé les yeux pendant toute la durée de l'examen. Je ne veux pas voir l'image de mon bébé. Si jamais le pire arrivait… je ne dois pas m'attacher. Les médecins discutent. Le Dr Paquette dit à Judith :

— Nous allons comparer les deux échos.

Le silence envahit la pièce. Il reprend :

— Je vais refaire les mesures pour être certain.

Je ne parle pas, je ne veux pas savoir ce qui se passe. Je voudrais changer de place. Quelques minutes plus tard, j'entends Judith :

— L'examen est terminé. J'envoie les résultats au Dr Draper et je viendrai te voir en fin de journée ou en début de soirée. Est-ce que Mario sera là?

— Je pense que oui.

— À plus tard.

Elle quitte la salle d'examen, puis le Dr Paquette le fait à son tour et me dit:

— Au plaisir.

De retour dans ma chambre, j'appelle Mario. Comme il ne répond pas, je ne peux parler à personne. Difficile de ne pas bouger. J'aurais envie de faire les cent pas. Le téléphone sonne enfin:

— Mario?

— Oui...

— Je suis tellement contente que tu appelles. Est-ce que tu arrives bientôt?

— Maximum une heure. Est-ce qu'ils t'ont dit à quelle heure serait l'échographie?

— C'est déjà fait.

— Comment ça?

— Judith avait un conflit d'horaire. Je n'ai pas les résultats, elle va venir nous les donner plus tard.

— Plus tard?

— Je ne sais pas trop quand exactement, elle doit pratiquer un accouchement.

— Sais-tu quelque chose?

— Ce que je sais, c'est que, lorsqu'ils ont comparé les deux échos, il y a eu un silence, et le radiologiste a recommencé l'examen. J'ai peur, Mario.

— Est-ce que le cœur du bébé est bon?

— Il semble que oui.

— J'arrive le plus tôt possible.

— À tantôt.

Je regarde la télé distraitement. Le téléphone sonne à nouveau :

— Maman, c'est moi. Je suis tombée, je me suis fait mal au coude. Grand-maman m'a mis un pansement avec un dessin de Scooby-Doo.

— As-tu encore mal ?

— Non, maman, mais je vais peut-être avoir un bleu comme toi. Si j'ai un bleu, est-ce que je vais pouvoir rester avec toi à l'hôpital ?

— Tu es mieux chez grand-maman, mon amour.

— Est-ce que tu reviens bientôt ?

— Je ne sais pas trop, ma cocotte. Tu vas venir me voir avec papa ce soir.

— Grand-maman veut te parler. Bisou.

— Je t'aime, ma chérie,

— Marie-Claude ?

— Oui ?

— As-tu passé ton échographie ?

— Oui, mais je n'ai pas les résultats. Le médecin va passer plus tard. Ça fait mon affaire parce que Mario sera arrivé.

— As-tu perdu du liquide ?

— Je ne pense pas.

— Tout le monde s'inquiète dans la famille. J'te dis qu'Angela est une enfant facile. Mon Dieu qu'elle est fine. Elle n'a même pas trois ans, c'est dur à croire. Hier soir, elle a eu une petite période d'ennui après t'avoir parlé. Mario l'a appelée et elle a changé d'état d'esprit.

— Tant mieux !

— Je voulais te dire que, si tu sors de l'hôpital, j'irai te donner un coup de main. Si tu as besoin de quoi que ce soit, n'hésite pas !

— Merci.

— J'espère que les nouvelles seront bonnes. Appelez-nous.

— On le fera.

— Bye bye.

— À plus tard.

Dès que je raccroche, le téléphone sonne à nouveau.

— Claude?

C'est ma mère, elle s'inquiète. Elle a peur que je lui annonce que ma grossesse a pris fin prématurément. Je la rassure. Mon père et elle sont prêts à venir me prêter main-forte. Ils se sentent loin de nous, à la baie des Chaleurs.

Le moins que l'on puisse dire, c'est que je ne manquerai pas d'aide! Vont-ils m'aider à faire mon deuil ou à vivre ma grossesse le plus normalement possible? Merde, je pleure encore… J'ai peur de connaître la suite. J'ai toujours été forte, et je sais très bien que tout ce beau monde compte sur moi pour que le reste se passe bien.

Mon réflexe est toujours le même quand ça ne va pas bien: je me terre dans le silence. Je n'ennuie jamais qui que ce soit avec mes inquiétudes. Les fois où j'ai tenté de le faire, on m'a «soutenue» en me disant:

— Ben voyons donc! T'es forte, ça va passer…

Je réalise que les seules personnes à qui j'ai voulu parler sont Angela et Mario. Ce sont les autres qui ont téléphoné. C'est signe que je ne vais pas bien. Pourtant, j'aurais eu tout le temps voulu pour le faire. J'ai une boule dans l'estomac.

J'espère que je n'aurai pas à tenir tête à Judith. Cette femme a été tellement généreuse envers moi. Lors de la grossesse d'Angela, j'ai fait de la prééclampsie. Judith aurait voulu que je sois hospitalisée, mais je lui ai dit que j'avais la visite de ma cousine qui est infirmière. Elle m'a donc proposé que cette dernière effectue mon suivi à domicile. Elle m'a prêté un tensiomètre et le stéthoscope que son père a lui-même utilisé tout au long de sa carrière médicale. Cet objet était précieux, mais elle m'a permis de l'emporter. Ce geste nous a rapprochées. Sentir qu'une personne nous fait confiance, c'est gratifiant. La Dre Cossette est une femme d'une grande sensibilité et d'un calme olympien. Elle a aussi un jeune enfant, et elle doit penser à lui quand elle me parle d'Angela. Elle est bien placée pour savoir à quel point ils ont besoin de nous quand ils sont en si bas âge. Malheureusement, la vie est imparfaite. Il faut savoir prendre la meilleure route pour soi, et non pas nécessairement la plus facile. Je suis à la croisée des chemins.

— Madame Barrette !

D'où ça vient ? Il n'y a personne dans la pièce.

— Madame Barrette, c'est Gisèle, votre infirmière.

Je me retourne, je constate qu'il y a un interphone derrière mon lit.

— Oui ?

— La Dre Cossette ira vous rencontrer entre 16 heures et 17 heures. Elle voulait savoir si votre mari sera arrivé.

— Oui, il sera ici dans quelques minutes.

— Parfait. Désolée de vous avoir fait peur.

— Ce n'est pas grave. Gisèle, est-ce que je pourrais avoir un café et un *jello*?

— Justement, les infirmières au poste et moi, on se disait que vous ne mangiez pas beaucoup.

— En tout cas, là, j'ai faim!

— J'arrive avec votre collation!

Je dois être d'attaque, je dois être prête à toute éventualité.

Gisèle exécute sa routine: elle prend ma pression, ma température et elle me palpe les jambes.

— Votre pression est basse, je vais le noter au dossier. Combien de mictions depuis votre lever? Désolée du mauvais jeu de mots! Je veux dire depuis votre réveil?

— Deux.

— C'est bien!

Que répondre à ça? C'est bien? Je ne me suis jamais arrêtée à ce genre de détail. Au moins, Gisèle a l'air bien heureuse de ce résultat. Que dire de plus?

Je bois mon café, car ici l'expression «savourer son café» ne peut pas s'appliquer. Je contemple ma chambre rose pâle, l'horloge comme élément de décoration principal, ma petite télé accrochée au bout de mon lit, ma table de chevet sur laquelle sont posés un pot Mason rempli de betteraves ainsi que mon lecteur de CD, et moi qui règne dans mon lit. C'est drôle à dire, mais je m'y sens bien.

— Salut! J'avais hâte d'arriver.

Mario s'approche de mon trône pour me faire la bise. Sa présence allège mon humeur: j'ai le goût de rire, je veux savoir ce qui se passe au Parlement. Je veux décrocher de moi-même.

— Je n'ai pas bougé de mon lit depuis ton départ. Je suis docile.

— As-tu eu des nouvelles du médecin?

— Elle sera ici dans quelques minutes.

— Qu'est-ce qu'elle t'a dit ce matin?

— Rien, mais je dois t'avouer que j'ai senti son inquiétude.

— J'ai parlé à Réal, il a eu la gentillesse de me rappeler même s'il était de garde à l'urgence. Il est formel : tu dois rester couchée tant que ce n'est pas colmaté. C'est ce que j'ai lu sur tous les sites internet qui parlent de ce type de fissures.

— Est-il inquiet?

— Pas autant que pour Noël.

On cogne à la porte.

— Bonjour, Mario et Marie-Claude.

Mario s'assoit à côté de moi dans le lit, et Judith se tient devant nous.

Mario ouvre la discussion :

— As-tu des bonnes nouvelles?

— Pas vraiment. Il y avait moins de liquide à l'échographie de ce matin qu'à celle de mardi, ce qui nous porte à croire que la brèche n'est pas colmatée.

— Je ne comprends pas. Il n'y a pas eu de perte majeure, je n'ai pas bougé…

— Marie-Claude, il est difficile pour nous de connaître l'importance de la brèche. Selon le Dr Draper, tu dois perdre des gouttes de liquide, mais sur une base régulière. Le bébé ne produit pas assez de liquide par rapport à la perte.

— Quelle est la suite des choses?

— Mario, la suite n'est pas simple. Selon son expérience, à ce stade-ci, c'est-à-dire seize semaines, le Dr Draper, qui est un spécialiste des grossesses à risque élevé, vous recommande…

Elle prend une pause, elle nous regarde à tour de rôle, puis poursuit :

— … il recommande l'interruption de grossesse.

Mario me serre la cuisse. Ça me secoue, parce que j'étais en train de disparaître dans le matelas. Mario va droit au but :

— Est-ce que notre bébé est en danger ?

— Pas encore. Vous devez comprendre qu'il a besoin d'une quantité minimale de liquide à partir de la vingt-quatrième semaine pour assurer le bon développement de ses poumons.

— D'ici là ?

— Marie-Claude, tu as ta fille Angela à la maison. Selon le Dr Draper, les chances que tu aies ton enfant sont presque nulles.

— Tu as dit « presque »…

— À vrai dire, je ne connais personne à qui cela est arrivé auparavant.

Je sens mes joues rougir tellement ma colère est grande. Personne ne va décider du destin de notre enfant, à part Mario et moi. Je prends la parole, avec des trémolos dans la voix :

— Écoute-moi. Le 24 décembre dernier, après une interruption de grossesse, j'ai donné naissance à un garçon qui a vécu huit minutes parce qu'il souffrait de trisomie 13. Souviens-toi, nous avons accepté cette solution pour deux raisons. La première : ma vie était en danger parce qu'il y avait des risques que le bébé meure et m'infecte. La deuxième raison : cet enfant n'avait aucune chance de survie. Qu'il ait été handicapé ou pas, nous n'aurions eu recours à cette solution pour aucune autre raison.

Je m'arrête un instant, je regarde Mario et je sens sa complicité, mais surtout sa colère. Il dit :

— D'ici quelques jours, nous aurons les résultats de l'amniocentèse. Si cet enfant n'a pas de problème qui nécessite l'interruption de grossesse, il n'y en aura pas !

Mario ajoute sur un ton que je qualifierais d'autoritaire :

— Je pense que notre position est claire, Judith, nous n'avons rien à ajouter.

— Tu veux vraiment rester couchée encore quelques semaines ?

— Oui… si c'est ce qu'il faut, c'est ce que je ferai.

Elle comprend rapidement qu'elle est devant un mur et que, quoi qu'elle dise, nous ne changerons pas d'idée. Elle nous parle plus doucement, comme la mère qu'elle est, et non en tant que médecin.

— OK, attendons les résultats de l'amnio et nous allons en rediscuter. Vous devriez quand même en parler à votre entourage, lui demander conseil.

— Pourquoi ? Les deux responsables de cet enfant sont devant toi.

— Marie-Claude, ça ne sera pas facile.

— Je le sais très bien, mais ce bout-là me regarde.

— Comme l'hospitalisation va se prolonger d'au moins une semaine, nous devons te donner une autre chambre. Puisque celle-ci est devant le poste des infirmières, nous la réservons aux cas qui demandent une surveillance accrue. Nous avons une chambre individuelle de libre, mais préfères-tu en partager une ? Le temps serait peut-être moins long.

— Non, j'ai besoin d'être seule.

— Parfait. Mario, tu passeras au poste pour la paperasse.

Avant de nous quitter, elle nous regarde et nous dit :

— J'admire votre détermination, mais attention à l'entêtement. J'espère sincèrement que vous aurez ce bébé.

— Nous aussi.

— J'avise les infirmières de votre décision.

— Merci !

La porte se referme derrière elle. Mario et moi, on se regarde. Je sais très bien que c'est lui qui doit vivre avec le casse-tête dû à mon alitement. Il fait les cent pas, les deux mains dans les poches, il joue avec sa monnaie. Puis il s'arrête sec et dit :

— La bonne nouvelle est que notre bébé n'est pas en danger. La mauvaise, c'est que tu dois rester couchée.

— Est-ce que tu dis ça parce que ça te désorganise ou parce que tu es inquiet pour moi ?

— Parce que je ne sais pas comment tu vas réussir.

— Je ne veux pas que tu t'en fasses deux secondes. Je vais rester coucher le temps que ça prendra. Mais toi, comment vas-tu y arriver ?

— Trop tôt pour le dire. Pour l'instant, c'est à toi que je pense.

— Je vais m'arranger. Je ne suis pas morte, seulement alitée. Je sais que ce n'est pas dans nos habitudes, mais, là, on doit accepter le soutien des autres. Je vais demander de l'aide à nos parents. Angela est une enfant facile. Tout le monde veut la garder. Si tu veux, donne-moi ton agenda et j'organiserai l'horaire de garde.

— C'est une bonne idée… mais je ferai mon bout. Je vais aller au poste des infirmières pour les détails administratifs. Ensuite, j'irai chercher la petite.

— Demande à tes parents de l'emmener, c'est plus simple. En même temps, nous pourrons faire un plan avec eux pour traverser la prochaine semaine.

— Ton frère arrive demain soir pour le week-end. Est-ce que j'annule ça ?

— Même si j'ai un téléphone à roulette, je peux l'utiliser. De toute façon, Éléonora et lui pourront te donner un coup de pouce pour cueillir les légumes du jardin. Angela aime tellement Martin et Élé, elle sera très heureuse de les voir. En plus, ils reviennent de leur voyage de noces. J'ai envie de les entendre me raconter leur périple.

— C'est bon pour moi.

— Veux-tu que j'appelle tes parents ?

— OK.

Au lieu d'être déprimée, je suis excitée. Le bébé n'est pas en danger, il ne le sera que dans sept semaines s'il ne produit pas assez de liquide pour le développement de ses poumons. Bien des choses peuvent se passer d'ici là. La seule ombre au tableau : ma petite Angela. Le médecin a raison sur ce point, j'ai une petite fille qui n'a pas encore trois ans. Elle a besoin de stabilité et de se sentir en sécurité. On doit donc bien planifier chaque jour. Elle peut venir me voir quand elle veut et le téléphone est toujours à portée de main.

Par contre, je ne me résignerai jamais à mettre fin à la vie de ce petit être en devenir. Nous devons donc trouver des solutions et, même si elles sont boiteuses, l'objectif est noble. Dans de pareilles circonstances, je suis d'accord avec Machiavel : la fin justifie les moyens.

Les heures qui suivent la rencontre avec le médecin sont efficaces. Je demande à mes parents de se tenir prêts à partir. Ils habitent à six heures de route, dans la baie des Chaleurs. Ils ont besoin de vingt-quatre heures de préavis. Mes beaux-parents sont disponibles les deux prochaines semaines. Mario travaillera davantage à son bureau de Rivière-du-Loup qu'à celui de Québec.

Le mot d'ordre donné à tous : jamais Angela ne doit sentir la gravité de la situation. Après tout, je suis hospitalisée, mais je ne suis pas malade. Le bébé est toujours dans mon ventre. Elle ne doit pas s'inquiéter. Pour quelque temps, sa mère est à l'horizontale dans une chambre d'hôpital. Dans la soirée, elle me dit que ma chambre est triste et me demande si je veux qu'elle me fasse des dessins. Elle a hâte de partir pour se mettre à l'œuvre. Demain, c'est l'accrochage de ses tableaux. Je veux qu'elle se sente bien, qu'elle oublie que nous sommes dans une chambre. Le personnel est aux petits soins avec elle.

Angela n'est pas une enfant comme les autres. Elle dégage une maturité hors du commun pour quelqu'un qui n'a pas trois ans. Elle ne pleure jamais pour rien et elle n'a jamais fait de crise irrationnelle au centre commercial. J'ai l'impression qu'elle parle depuis toujours.

Lors du mariage de mon frère, il y a quelques semaines, Angela en a épaté, des gens. Elle était magnifique dans sa robe blanche. À son entrée dans l'église devant le cortège, elle lançait des pétales de rose au sol, aucunement intimidée par l'ampleur de la cérémonie. Elle ressemblait à une jeune princesse. Depuis sa naissance, je me suis adoucie, puisqu'elle impose la douceur par son calme. À plusieurs occasions, j'ai cru qu'elle avait pour mission de faire de moi une meilleure personne. Difficile de penser que je ne voulais pas d'enfants. Je serais passée à côté de ce rôle de mère, qui m'est si précieux. Dès l'instant où j'ai senti Angela sur mon ventre, tout de suite après sa naissance, j'ai compris que j'avais une nouvelle raison de vivre. Ça a été la perte de mon insouciance. J'allais, à partir de ce jour, être responsable de mener cette enfant à bon port. La savoir près de moi pour traverser cette épreuve me réconforte. Je sais qu'elle peut s'adapter à la situation. Je ferai tout pour qu'elle se sente bien dans ma chambre d'hôpital.

Mario et moi nous sommes à peine parlé, il y avait trop d'effervescence. Nouvelle chambre, téléphone ne cessant de sonner, discussion avec ses parents et souper en famille. Avant qu'il parte, tout semblait plus léger, et je sentais que nous avions moins de poids sur les épaules. En résumé, ça a été une journée comme je les aime. Nous avons changé les choses en décidant de poursuivre cette grossesse à risque. Le «nous» est fondamental.

Je n'en crois pas mes yeux : je vois le fleuve et les montagnes de Charlevoix depuis mon lit. Je suis enchantée, émerveillée, et je réalise un de mes rêves : voir le fleuve à mon réveil ! Je prends le temps d'observer chaque recoin de cette chambre très spacieuse. Il n'y a pas d'horloge devant le lit, les murs sont jaunes, le fauteuil est en cuirette vert bouteille. J'ai un rideau blanc qui peut faire le tour du lit, alors j'aurai plus d'intimité au moment de me laver. Je ne vois pas l'intérieur de la salle de bain, comme dans ma chambre précédente. Le plafond est fait de carreaux blancs légèrement jaunis à quelques endroits. Mon lit est positionné près de la fenêtre. La table de chevet a trois tiroirs, mais j'ai seulement accès au dessus du meuble. Au pied de mon lit, il y a l'indispensable desserte sur roulettes. À ma droite, épinglée au drap-housse, il y a une grosse manette en plastique beige. Je pèse sur un des boutons, et le pied du lit bouge. C'est la fête ! Je n'aurai plus besoin de sonner pour qu'une infirmière en ajuste le pied ou la tête. L'habillage du lit est ordinaire : drap blanc en polyester et couverture bleue en coton très, très mince. J'aime ma chambre. Je vis un moment de plénitude. Je prends mon lecteur de CD et j'écoute *Amazing Grace*, interprétée par Jessye Norman. Peu importe ce qui se passera aujourd'hui, j'aurai eu quelques minutes de bonheur bien à moi.

— Bonjour, Marie-Claude ! me dit l'infirmière. Oups, les stores n'ont pas été fermés hier soir.

— Non, ils ne doivent pas être fermés. La vue est à couper le souffle. Viens voir, ça vaut la peine. Le fleuve, les montagnes et le soleil, et tout ça depuis mon lit.

Elle me regarde d'un air peu convaincu :

— Oui, c'est bien beau, tout ça, mais il n'empêche que le soleil se lève tôt!

— Quelle heure est-il?

— 6 h 20.

— J'ai déjà faim.

— Je vais te chercher quelque chose à manger. En passant, nous changerons ton lit ce matin, ta collation de fin de soirée a laissé des traces, dit-elle avec un grand sourire.

— Oui, mon pudding au riz m'a glissé des mains. Je vais pouvoir me lever?

— Non, nous te transférerons sur une civière pendant que nous changerons les draps.

— Voilà ma première activité depuis quelques jours.

— Tu en auras une autre, tu devras choisir tes repas pour la prochaine semaine.

— Parfait!

Myriam quitte la chambre et je lui demande de ne pas fermer la porte. Je n'ai pas envie de me sentir seule. Bon signe, je vais mieux. J'entends mon nom au loin. Je dois me tromper. J'entends à nouveau mon nom.

— Marie-Claude, Marie-Claude, je sais que tu ne peux pas bouger, tout comme moi.

Je reconnais cette voix.

— Hélèna, tu es où?

— Dans la chambre de l'autre côté du couloir, ma voisine de lit m'a dit que la femme de Mario Dumont était hospitalisée. L'infirmière vient tout juste de me dire que tu étais seulement à quelques mètres de moi.

— Pourquoi es-tu là, es-tu enceinte?

— Voyons, certainement pas. J'ai subi une hystérectomie.

— Me semble qu'on finit toutes par la subir… Mais quel drôle de hasard ! Comment vas-tu ?

— Je suis raide en maudit, je ne sais pas comment je vais faire pour me lever.

— Tu n'as pas le cancer, au moins ?

— Je t'en reparlerai. Est-ce que je peux aller te visiter quand j'irai mieux ? Je pense que ma voisine me fait des gros yeux. Merde, je ne peux pas rire, j'ai trop mal.

— Franchement, Hélèna ! C'est certain que tu peux venir.

Mon café arrive, ainsi que mes deux rôties douteuses, mais bonnes. Boire un café avec une paille quand on est couché, ce n'est pas simple, mais ça vaut le coup.

Je me lève presque du lit en entendant le téléphone sonner. Je réussis à répondre après cinq sonneries, sans renverser mon café.

— Allo !

— Maman ?

— Oui, ma belle…

— Dors-tu ?

— Non, cocotte.

— Papa a dit que je pouvais t'appeler. Maman ?

— Oui, chérie ?

— Aimes-tu mieux les moutons ou les vaches ?

— Les moutons.

— C'est quoi, ta plus belle couleur ?

— Bleu.

— Moi aussi ! Maman ?

— Quoi ?

— Cinq dessins, c'est-tu correct?

— Oui, Angela. Vas-tu venir me voir aujourd'hui?

— Papa veut te parler… bye bye, maman.

— Je t'aime, cocotte. Bisou.

— Bisou.

— Claude?

— Elle semble bien aller.

— Tu n'as pas idée comme elle prend ça au sérieux, tes dessins. Ça fait au moins une heure qu'elle veut t'appeler. Je voulais te parler, moi aussi. Comme ton frère arrive ce soir, Angela et moi pourrions dîner avec toi. Comme ça, tu n'auras pas trop de visite en même temps.

— Bonne idée!

— Faut que je te laisse, j'ai un rendez-vous au bureau dans trente-cinq minutes. À tantôt, chérie.

Finalement, je suis bien, au fond de mon lit. Personne ne m'attend et personne ne dépend de moi.

Une voix me surprend:

— Bonjour, madame! Je viens pour la télé.

— C'est rapide, ça fait mon affaire.

— Combien de jours?

— Je dirais au moins sept.

— C'est beaucoup!

— Vous trouvez?

— Ici, à l'étage, c'est rare que les patientes prennent la télé pour sept jours. Elles accouchent et elles partent presque le lendemain. Ma femme est restée deux semaines pour mon plus vieux. Quand ma fille a eu son fils, elle a passé trois jours à l'hôpital. Je ne comprends pas qu'il manque de place. En tout cas, ce n'est pas parce que le monde reste trop longtemps.

— Vous avez bien raison !

— Je vais essayer de vous patenter quelque chose pour que la télé soit plus près de vous.

— C'est gentil !

Vingt minutes plus tard, M. Télé quitte la chambre en me faisant un magnifique sourire.

Deux infirmières entrent avec une civière :

— On change les draps !

— Enfin, je vais bouger !

— Pas tant que ça, Marie-Claude, nous avons toute une technique.

— On va baisser les bords de ton lit, on approche la civière, on sort ton drap-housse.

— Vous m'enveloppez dedans ?

— Attends, tu vas comprendre.

— Est-ce que je peux tomber ?

— Ne t'inquiète pas, ce n'est pas la première fois qu'on fait cette manœuvre.

D'un côté, Linda tient deux des bouts du drap-housse, et Myriam tient les deux autres par-dessus la civière.

— Un, deux, trois, go !

Myriam me tire vers elle, en faisant glisser le drap-housse. En cinq secondes, je suis sur la civière.

— Vous m'impressionnez, les filles !

— On n'est pas pires !

Après avoir retrouvé mon lit, je tombe dans un sommeil profond. C'est ma décoratrice qui me réveille.

— Maman, maman, tu dors !

— Angela!

— J'ai six dessins et du *cotch tape*.

— Papa est où?

— Il parle à une madame. Où tu veux les mettre?

— Devant mon lit et au plafond.

— Au plafond!

— Comme ça, je vais toujours les voir.

— C'est haut!

— On va demander de l'aide.

Angela quitte la chambre en courant. Elle crie: «Maman veut mettre les dessins au plafond.» J'éclate de rire même si ce n'est pas permis, puisque ça provoque trop de vibrations; je dois rester calme. Elle revient avec son père, qui me regarde en riant. Il dépose sa grosse boîte à lunch sur ma table roulante.

— Ma mère nous a fait du macaroni, elle a pensé que ce serait plus facile pour toi.

— Super bonne idée, j'ai faim!

— Maman…

Je la sens complètement découragée:

— Angela, j'ai une idée. Après le dîner, tu mettras tes dessins sur le mur devant moi. Tu en feras d'autres et c'est eux que je mettrai au plafond.

— D'accord!

Angela s'installe avec moi dans le lit, elle me touche le ventre.

— Je veux voir ton bleu.

— Regarde. Est-il encore là?

— Il est rouge.

Angela fait bouger le lit sans arrêt. Mario s'inquiète:

— Angela, si tu veux rester dans le lit avec ta mère, arrête de bouger. Je vais te mettre des oreillers derrière le dos.

— Je vais monter légèrement la tête du lit.

Angela est impressionnée de me voir monter la tête du lit avec une manette. Je la soupçonne de vouloir jouer avec ce nouveau bidule.

Après cinq minutes d'installation, nous pouvons enfin manger. Le repas est excellent. Mario et Angela s'affairent à coller les fameux dessins. Le bonheur familial est palpable. Angela semble vraiment bien se porter. Après leur départ, je pleure en pensant à la chance que j'ai d'avoir dans ma vie deux personnes aussi incroyables.

Bizarre, Hélèna ne vient pas me voir cet après-midi. J'imagine qu'elle n'est pas capable de marcher. J'ai un mauvais pressentiment. J'ai hâte d'avoir de ses nouvelles.

Je suis dans la lune quand le médecin entre dans la chambre. J'ai l'impression qu'elle apparaît devant moi.

— Bonjour, Marie-Claude! Comment vas-tu?

— Très bien!

— As-tu réfléchi à notre discussion?

Je réponds avec un grand détachement:

— Non, je devais?

— Le Dr Draper m'a rappelée pour connaître votre décision. Quand je lui en ai fait part, il m'a demandé si vous compreniez qu'il y a peu de chances que tu puisses terminer ta grossesse.

La plaideuse en moi se manifeste:

— Nous l'avons très bien compris. Pour Mario et moi, il y a une grande différence entre peu et pas de chances. Peu, ça veut dire qu'il y a de l'espoir. Pas, ça veut dire qu'il n'y en a pas. Tant qu'il y en aura peu, le bébé restera là où il est, c'est tout!

— Le problème, c'est que nous n'avons jamais gardé une patiente alitée à partir de la seizième semaine de grossesse et pour un temps indéterminé.

— Qu'est-ce que ça fait?

— Tu n'es pas malade, à quoi vas-tu occuper tes journées?

— Je pensais qu'à l'hôpital on sauvait des vies! La survie de mon enfant passe par moi, je suis son enveloppe.

— À quoi vas-tu occuper tes journées?

— Je vais regarder la télé, dormir, parler au téléphone, recevoir ma famille et surtout sauver la vie de mon enfant!

— Je pars pour le week-end. On se reparle lundi.

— Judith, je ne veux pas être bête avec toi, mais ça ne donne rien de tenter de me convaincre, je ne céderai pas, à moins que les résultats de l'amniocentèse indiquent un problème majeur.

— Mon rôle est de faire comprendre les conséquences sur le plan médical. Le reste, ça t'appartient. Bon week-end!

— Merci, toi aussi!

Une fois de plus, mes joues deviennent rouges, ma pression vient de monter de huit crans. J'espère que mon bébé n'entend pas toutes ces discussions. Je dois me calmer. Mon CD de Claire Pelletier est sur le dessus de la pile. Sa voix m'apaise, et je tente de retrouver l'état d'esprit que j'avais à mon réveil.

Heureusement, au cours du week-end, mon frère et sa femme viennent me visiter. Ils arrivent de leur voyage de noces. Ils sont beaux à voir. Au sommet de leur amour, ils sont libres. Mario et moi n'avons jamais connu cette liberté. La politique a toujours fait partie de notre vie de couple. Nous avons toujours surveillé ce que l'on dit et ce que l'on fait. Nous sommes souvent entourés de gens que nous connaissons à peine, et ces inconnus ont des attentes. Nous ne devons pas les décevoir. Je n'aime pas la sensation de devoir plaire aux autres. Je sais que ma façon de m'habiller ne plaît pas trop ; je ne porte pas de tailleurs ni de talons hauts. Mes cheveux sont souvent en broussaille, mais j'ai fait un compromis : je suis passé du orange au blond.

J'aime la politique de terrain et non de salon. Je déteste que l'on me dise : « Tu dois être tannée d'entendre parler de politique » ou encore « Tu dois être tannée de l'attendre ». Avant d'avoir Angela, il m'arrivait d'entendre : « C'est la petite blonde à Mario », et il m'est même arrivé à quelques reprises de ne pas être assise à la table d'honneur avec lui lors de certains événements, sort réservé au statut de la « petite blonde ». La liberté est rare pour moi. C'est drôle comme la vie s'amuse à nous faire dévier de notre chemin.

Je m'imaginais missionnaire en Afrique, sans enfants, sans attaches amoureuses et sans adresse fixe. À vingt-sept ans, j'avais un amoureux, une maison et une enfant. Même si j'ai tout ça, mon besoin de liberté est omniprésent. Je me sens en marge des personnes que je côtoie. Je n'arrive pas à me contenter de ce que la vie m'offre. Je ne suis jamais rassasiée. J'aime les débordements, les imprévus. Le mot « impossible », je n'y crois pas.

Les limites sont des indicateurs de plaisir. Plus elles sont importantes, plus la satisfaction est grande quand vient le moment de les dépasser. Je sais que ma vie serait plus simple si je me contentais de ce que j'ai, mais pourquoi toujours prendre le chemin facile quand on peut en prendre un plus aride, mais combien plus excitant ?

CHAPITRE 3

E nfin, nous aurons les résultats de l'amniocentèse aujourd'hui. Hier, mon médecin m'a annoncé qu'elle partait en vacances et que mon dossier serait remis à sa collègue. Elle me rassure :

— Ne t'inquiète pas, elle est extrêmement compétente. Elle ira vous voir demain.

Mario et moi l'attendons toute la soirée et, au moment où nous n'espérons plus la rencontrer, nous entendons des pas très rapides dans le couloir. Il est près de 22 heures. Les pas s'arrêtent devant la porte. Le cœur me débat dans la poitrine. Elle se pointe le bout du nez dans l'embrasure de la porte et nous adresse un magnifique sourire. Elle s'excuse de l'heure tardive, mais elle avait un cas urgent à régler.

Dès qu'elle se met à parler, elle me plaît. Son accent me rappelle celui de ma famille gaspésienne et me rassure. J'ai l'impression de la connaître. Le moins que l'on puisse dire, c'est qu'elle n'y va pas par quatre chemins. Après de brèves présentations, elle entre dans le vif du sujet :

— Bonjour, je suis la Dre Clémence Arsenault et j'ai lu votre dossier. La première chose, j'imagine, est que vous voulez connaître les résultats de l'amnio ?

À l'unisson, nous répondons oui.

Elle a un léger sourire :

— Voulez-vous connaître le sexe ?

Une fois de plus, nous répondons en même temps :

— Non !

— Eh bien, votre bébé est en parfaite santé. Aucune raison de s'inquiéter pour cela.

Quel soulagement quand je l'entends dire ces mots !

Elle ne s'arrête pas là.

— Nous devons parler de la suite des choses. Nous savons que le bébé va bien, mais il n'en demeure pas moins que la brèche n'est pas colmatée. La partie n'est pas gagnée, loin de là. Ce que je vais vous dire est préoccupant, mais je pense que vous devez savoir ce qu'il en est avec le plus de précision possible.

Nous l'écoutons religieusement, et elle poursuit d'un ton grave :

— Marie-Claude, à partir de ce moment, les chances que la brèche se colmate sont presque nulles. Considérez que vous avez une bombe dans le ventre. Il y a 96 % de risques que le bébé ne se rende pas à la vingt-quatrième semaine de grossesse, c'est-à-dire qu'après une autre perte majeure de liquide le bébé ne survivra pas. Il y a 2 % de risques que ce soit un grand prématuré, avec des séquelles neurologiques, et 2 % de chances qu'il soit en santé.

« Écoutez-moi bien, Marie-Claude. À l'extérieur, c'est l'été. Si vous voulez ce bébé, vous devrez rester alitée jusqu'à ce qu'il y ait de la neige au sol. À votre vingt-quatrième semaine, nous vous transférerons dans un centre hospitalier équipé d'un département spécialisé en grossesses à risque élevé. Soyez assurée que nous mettrons tout en place pour que vous puissiez mener ce bébé à terme si tel est votre désir.

— Nous pouvons choisir ?

— Certainement, et nous allons travailler dans le même sens que vous. Je vous propose d'y réfléchir. Je reviendrai demain en fin de journée. Peu importe votre décision, nous prendrons les mesures nécessaires pour que tout se passe comme vous le voulez.

Elle part aussi rapidement qu'elle est arrivée.

Mario et moi sommes sonnés, vidés et, pour une fois, sans mots. Il est tard, je brise le silence :

— La nuit porte conseil. Va te coucher, on se reparle demain.

— Elle a bien dit « une bombe dans le ventre » !

— Je ne sais plus quoi penser. J'aurais aimé lui demander ce qu'elle ferait si elle était à ma place, mais elle semblait pressée.

— En tout cas, pour elle, les deux options se valent.

— Je la sens compétente. Disons qu'elle nous a mis les yeux en face des trous. On doit bien y penser.

Mario vient s'étendre à mes côtés. Trente minutes doivent s'écouler avant qu'il parle :

— Je vais retourner à la maison. Je reviendrai vers 8 h 30.

— Je t'aime, à demain.

— Je t'aime aussi. C'est difficile de te quitter alors que nous avons une telle décision à prendre.

— Tu as quand même une autre femme qui t'attend à la maison.

Il me fait un grand sourire et il s'en va. Dès que la porte se referme, mes larmes jaillissent comme des geysers. Je ne veux pas porter cette bombe ; cette responsabilité est au-dessus de mes forces. En décembre dernier, je me souviens que, quand le médecin m'a annoncé que nous devions interrompre ma grossesse, j'ai voulu sortir de mon corps, je ne désirais pas vivre ce moment. J'aurais aimé me réveiller une fois que cet acte médical aurait été terminé. Le médecin a été catégorique : «Accouchement naturel.» J'ai compris cette journée-là la force du mot «impuissance». Même si j'étais bien entourée, personne ne pouvait me remplacer. Je devais me rendre seule à l'abattoir. J'ai perdu pied pendant quelques jours. Même si les spécialistes étaient certains à 90 % du diagnostic, ils ont préféré faire une amniocentèse pour confirmer qu'il s'agissait bien de la trisomie 13. Je suis donc retournée à la maison attendre le résultat. Nous savions que cet enfant aurait des différences physiques. Mario s'est mis à la recherche de sites de discussion, et il a échangé avec des parents qui avaient vécu cela. Nous avons trouvé des images de petit bébé avec un nez comme une trompe d'éléphant, avec un seul œil, avec des pieds *rocking-chair*. À force de les regarder, j'avais presque hâte de voir les imperfections de notre enfant. Cette période d'attente que nous imposait l'amniocentèse a été salutaire. Je ne voulais plus être endormie, je voulais le voir, j'espérais qu'il serait encore vivant lors de la naissance. Les spécialistes nous avaient prévenus que les chances que son cœur batte après l'accouchement étaient très minces. Et s'il vivait à ce moment, il serait avec nous seulement quelques minutes, puisque ses poumons n'étaient pas développés. Ces deux semaines d'attente m'ont permis de décanter, de commencer le deuil d'un enfant qui bougeait dans mon ventre. Du haut de mes vingt-neuf ans, c'est de loin le plus grand déchirement que j'ai eu à vivre. Je savais qu'en le mettant au monde je lui donnerais la mort, mais si je le gardais en moi, il pouvait m'entraîner avec lui dans la mort. C'était une question de fatalité. Aucune fin heureuse n'était possible. La seule façon de m'en sortir et de ne pas sombrer a été de me raisonner. D'accepter que mon fils se transforme en ange sous mes yeux.

Cette fois-ci, j'ai une bombe dans le ventre, mais je ne m'en vais pas à l'abattoir. Il y a 2 % d'espoir à l'horizon. J'aurais tellement aimé avoir ces 2 % pour mon fils Noël. La différence entre zéro et deux est très grande. Cette fois-ci, la vie est moins sévère avec moi. Il m'arrive de me dire des choses sans savoir d'où elles viennent. Noël, nous l'avons ainsi appelé puisqu'il est né le 24 décembre, est décédé dans les bras de son père. En voyant la tristesse dans ses yeux, je lui ai dit: «Tu auras un autre fils l'an prochain.» J'ai repensé souvent à ce moment, à cette phrase qui est sortie comme un boulet de canon. Je regrette de l'avoir dite, car personne ne se remplace. Aucun mot n'aurait pu à ce moment précis alléger la douleur. Secrètement, je veux tout de même tenir ma promesse. J'ai 2 % de chances d'avoir un bébé et 50 % de chances que ce soit un garçon. C'est donc mathématiquement possible.

Qu'est-ce qu'il y a de si terrible à demeurer clouée sur un lit ? Ne pas vivre chez moi pendant quelques mois, est-ce si grave ? Si j'étais seule au monde, je ne me poserais pas ces questions. Mais ma belle Angela a besoin de moi, et j'ai besoin d'elle. Malgré sa vieille âme, elle n'a pas encore trois ans, elle ne peut pas tout comprendre. Les Africains disent que ça prend un village pour élever un enfant ; ils ont raison. Je dois rendre les armes et demander de l'aide à mon village. Ensemble, nous pourrons peut-être sauver une vie.

Mon amie Marie m'a donné les coordonnées d'un gynécologue qu'elle connaît bien et qui travaille au Columbia University Medical Center de New York. C'est un spécialiste des problèmes de liquide amniotique. Je vais l'appeler à la première heure demain matin, je veux avoir un deuxième avis.

Je m'endors paisiblement, j'ai désamorcé la bombe qu'il y avait dans ma tête.

Les rayons du soleil me réveillent, il est 7 h 45. Je prends le téléphone à roulette et j'appelle le Dr Gélinas. Je réussis à lui parler après plusieurs minutes d'attente. Je lui résume la situation. Il me demande qui est mon médecin traitant et, heureux hasard, me dit qu'il a étudié avec la Dre Arsenault. En plus, ils se croisent dans des congrès médicaux ; ils viennent tout juste de participer à un tel événement à Boston.

— Vous êtes en de bonnes mains. Ce qu'elle vous a dit est exact. C'est une question de gravité.

Dès que vous serez debout, le liquide s'écoulera. La seule façon de réussir à colmater la fissure est l'alitement complet. Si la faille n'est pas colmatée après deux semaines, il est très peu probable que cela se produise par la suite. Peu importe ce que l'on vous dit, agissez toujours comme si vous étiez à membranes rompues. De cette façon, vous mettez les chances du bord de votre bébé. Je tiens à vous dire que peu de femmes réussissent à demeurer alitées quand les membranes se brisent aussi tôt au cours de la grossesse, mais croyez-moi, madame Barrette, c'est possible ! J'en ai été témoin.

— Ça me fait du bien de vous entendre. Je n'ai donc aucune raison d'interrompre ma grossesse.

— C'est votre choix, mais, si vous restez au lit en milieu hospitalier, vous avez plus de chances d'y arriver. Vous devez vous protéger de toute forme d'infection. Votre température corporelle ne doit pas s'élever. Aucun examen gynécologique ne doit être fait. Vous ne devez pas vivre de stress. L'utérus ne doit jamais commencer à se contracter.

— Comment vous dire merci ? Je vous enverrai une photo de mon bébé !

— Si vous avez d'autres questions, rappelez-moi. Vous direz à Clémence qu'elle me passe un coup de fil. Je vous souhaite la meilleure des chances.

— Merci, au plaisir !

Ouf… Cette fois-ci, je pleure de joie. Je sais maintenant que nous aurons cet enfant. Enfin un professionnel qui a déjà vu des cas comme le mien. Il a été très clair quant à ce que je dois faire, et je le ferai. Il faut que je le dise au papa. Il semble un peu endormi.

— Mario, nous aurons ce bébé. J'ai parlé à l'ami de Marie, qui pratique à New York. Pour lui, ce que je vis n'est pas un cas d'exception.

— Il était confiant, le médecin?

— Seulement et seulement si je demeure au lit. Je sais que je suis capable de le faire. Ne t'inquiète pas, ça va marcher.

— Si tu le dis, je sais que c'est vrai. Quand tu t'entêtes, tu ne lâches pas le morceau.

— Es-tu en train de comparer notre enfant à un morceau?

— Ben voyons… C'est juste une façon de parler!

— Veux-tu m'apporter un calendrier, du papier quadrillé et des surligneurs? Je vais faire un plan.

— Tu es en feu, ce matin. Laisse-moi me préparer et j'arrive.

Mon mode insouciant prend le dessus. J'oublie que j'ai 96% de risques de perdre cet enfant.

Deuxième coup de fil, j'appelle mon client pour lui annoncer que je ne pourrai pas honorer mon contrat, et ce, pour cause humanitaire. C'est l'expression que j'ai choisie pour décrire ma situation. C'est un peu ça, il y a une vie en cause. Appelons donc un chat un chat. Le monsieur n'est pas content, il me propose que j'organise la levée de fonds prévue de mon lit d'hôpital.

— J'ai juste besoin de tes contacts et de ta capacité de persuasion. Ça va te désennuyer.

Il n'est pas question que je donne du temps à autre chose qu'à ma famille pour les prochains mois. Je ne m'imagine pas non plus couchée dans mon lit avec ce maudit téléphone à roulette pour solliciter des gens.

— Pierre, je suis désolée, mais tu vas devoir trouver quelqu'un d'autre.

Il y a un grand soupir au bout du fil. Il me lance une phrase qui me fait grimper aux rideaux :

— As-tu pensé à tout ce que tu vas regretter si tu fais ça pour rien ?

La discussion s'achève rapidement. Une chose est certaine, ma relation professionnelle avec cet homme est terminée. Son chantage émotif et son manque d'empathie en disent long sur lui. Heureusement qu'il n'était pas devant moi. Il aurait eu droit, pour emprunter l'expression de ma grand-mère Angela, à « tout un pinache », ce qui signifie une remontrance ou une sévère réprimande. Dans ce cas précis, le téléphone m'a bien servie, je ne dois pas avoir d'émotions fortes.

Première chose sur ma liste : me libérer de tout engagement professionnel. Je pourrai rayer ce point dès que la liste sera écrite. Justement, Mario arrive les mains pleines. Je vois un pot de betteraves, c'est la fête !

— Non, pas à 10 heures du matin !

— Tu sais quoi ? Des betteraves et du lait au chocolat, c'est ce dont j'ai envie.

— Arrête, le cœur me lève.

— OK, juste des betteraves.

Pendant que Mario déballe ses nombreux sacs, je me bourre de betteraves. Quel bonheur ! Ça fait quelques jours que je m'en prive de façon bien involontaire. L'autre matin, en voulant prendre mon lecteur CD, j'ai accroché mon pot de betteraves. Il a éclaté au contact du sol. Une infirmière alarmée par le bruit s'est empressée de venir à mon chevet. Elle est entrée dans la chambre et, pendant quelques instants, elle a cru qu'il y avait du sang partout. Elle était bouche bée. Elle a compris rapidement que c'était seulement le jus de mon légume préféré. Le préposé à l'entretien n'était pas très heureux de devoir faire le grand ménage de ma chambre. Les rideaux entourant mon lit ainsi que mes draps ont dû être changés. Lors de ma dernière grossesse, j'avais des envies de crottes de fromage, je parle ici des grignotines orange. C'est bizarre, ce goût pour les betteraves, mais je pense que je sais d'où ça vient.

Au cours d'une visite au Grand Canyon, l'an passé, nous avons tous mangé dans un restaurant où on servait des betteraves avec tous les plats. Les Japonais ne connaissaient pas ce légume. Je les observais avec beaucoup d'attention, ils touchaient avec le bout de leur fourchette l'étrange chose, ils l'apportaient avec beaucoup de précautions jusque sur le bout de leurs lèvres. Une fois qu'ils le croquaient, ils plissaient les yeux, probablement à cause du goût vinaigré. J'en ai tellement ri. C'est certainement à cause de cela que je fais une fixation sur les betteraves depuis le début de cette grossesse.

— Parle-moi de ton plan.

— Mario, il y a trop de zones grises. Angela, l'argent, mon transfert dans un autre hôpital. J'ai besoin de savoir qui s'occupe de quoi et comment. Je dois aussi faire mon budget ; je viens d'annuler un gros contrat. J'ai besoin de régler des choses.

— L'argent et le budget ? Oublie ça, je fais ce bout-là.

C'est dans ces moments dramatiques que je suis le plus efficace. Je ne me laisse jamais abattre. J'ai besoin de me projeter dans l'avenir. Je dois sentir l'espoir, y croire. Après avoir dressé ma liste cet après-midi-là, je distribue les tâches. Dans ma tête, tout a changé. L'avortement ne fait plus partie des plans, le médecin a bien compris qu'avant la vingt-quatrième semaine de grossesse c'est la vie qui prime. J'essaie d'en convaincre les autres, mais ce n'est pas aussi simple.

Je me sens si forte à l'intérieur, mais si vulnérable de l'extérieur. J'ai l'impression de vivre dans un cercueil ; je vois toujours le dessous des visages. Je comprends les bébés qui pleurent quand on les regarde dans leur couchette. Honnêtement, il y a certaines personnes qui font peur.

L'autre jour, je sommeillais et, de loin, j'ai entendu une voix de femme dire :

— Viens, on va aller voir Marie-Claude.

Deux secondes plus tard, j'avais quatre grosses narines et quatre joues pendantes au-dessus de ma tête ; il y avait de quoi avoir peur. Les gens me parlent en chuchotant comme si j'étais à l'article de la mort et me quittent en me disant de ne pas oublier de me reposer. Je ne suis pas malade, je suis seulement prisonnière d'un lit.

J'ai annoncé à ma nouvelle gynécologue que je désirais voir la neige de mon lit. Elle m'a fait un grand sourire. Elle m'a aussi offert un privilège :

— Marie-Claude, quand vous aurez atteint vingt semaines de grossesse, c'est-à-dire dans douze jours, ça fera déjà quatre semaines que vous n'aurez pas marché et, si nous voulons que tout se passe bien jusqu'à la fin, je vous autorisserai alors à vous asseoir deux minutes par jour dans le fauteuil. D'ici là, je vais aussi demander aux infirmières de vous masser les jambes pour éviter les complications que peut provoquer l'immobilité.

Elle m'a annoncé la suite des choses : batterie de tests pour vérifier que tout va bien. Si j'en ressens le besoin, je vais pouvoir prendre de l'Ativan pour m'aider à dormir. Dès que je ne me sens pas bien, je dois aviser les infirmières. Tous les jours, on me fera un test d'ultrasons pour mesurer le liquide. Elle conclut :

— Nous travaillons ensemble et avec un faible pourcentage de chances de réussite, mais c'est possible, croyez-moi ! Faites votre bout, et l'équipe médicale fera l'autre.

Nous échangeons une poignée de main et nous disons :

— Nous allons y arriver ensemble.

Les jours se suivent, mais ne se ressemblent pas. Il y en a où je m'ennuie de ma fille. Nos rituels me manquent. Difficile de croire qu'il y a eu des soirs où je n'avais pas le goût de lui lire une histoire avant son dodo. Le train-train quotidien nous fait oublier les privilèges que la vie nous apporte. Il y a toujours une petite brassée à faire, la vaisselle qui n'est pas terminée et huit personnes à rappeler. Dans mon lit d'hôpital, je ne pense pas à mettre de l'ordre dans ma maison, mais à mon petit amour qui me manque éperdument. J'écris ça dans mon calepin : « L'histoire avant le dodo est sacrée, elle passe avant tout. »

D'autres jours, je me sens comblée par la vie. Je regarde les gens qui m'entourent et je me dis que c'est pour ça que mon bébé doit voir le jour, il doit faire connaissance avec ces perles.

J'oscille donc entre la joie et les larmes. Je montre très peu mes émotions. Je veux que tout le monde continue de croire que je suis assez forte pour mener cette grossesse à terme. Il y a quelque chose de fixé dans notre physionomie. Je suis née avec un sourire. J'ai de grosses joues rosées qui donnent l'impression que je nage dans le bonheur en permanence. Dès que je ne souris pas, il y a toujours quelqu'un pour me demander si ça va. Si j'avoue que ça ne va pas, on s'empresse de me répondre que ça va aller.

Je décide donc de sourire jusqu'à ce qu'une infirmière ose me dire :

— Tu es une grande privilégiée, tu es chanceuse qu'on te garde ici. D'habitude, on ne garde pas les mères aussi longtemps.

Je deviens rouge comme une tomate et je lui réponds avec beaucoup de rage dans la voix :

— Privilégiée… Est-ce que j'ai eu des places de choix à l'opéra ? Est-ce que ça a été un privilège que personne n'ait vu que mon fils souffrait d'une trisomie 13 et que j'aie été obligée de le perdre aussi tardivement ? Est-ce un privilège de pisser dans une bassine ? Est-ce un privilège d'être enfermée dans un lit ?

Le silence revient. L'infirmière sort de la chambre sans un mot. Je pleure pendant de longues minutes, jusqu'à ce que mon regard croise le gros ballon jaune affichant un bonhomme sourire, que la cousine de

Mario m'a offert. Je l'ai surnommé Smily. Même si ce n'est qu'un ballon, il me console. Je lui rends son sourire. Il me permet de me calmer. À partir de ce moment, je ne me sens plus seule. J'ai un compagnon de route et, tout comme moi, il a un visage en sourire.

La vie en milieu hospitalier n'est pas de tout repos. Toutes les nuits, on me réveille pour prendre ma pression artérielle. À 7 heures, c'est le petit déjeuner. Vers 8 heures, j'ai mon test d'ultrasons quotidien. Le médecin a un petit écran auquel est branchée une sonde. Elle calcule chaque poche de liquide amniotique. Le résultat idéal se situe entre huit et dix-huit centimètres, et signifie que la quantité de liquide est normale. Dans mon cas, il y a toujours moins de cinq centimètres, donc sous les normes acceptables. L'exercice se passe dans ma chambre et prend environ vingt minutes. Matin après matin, on me répète que la situation n'évolue pas.

Après, je fais ma toilette. Une chance qu'il n'y a pas de caméra cachée. Quelle tâche humiliante! La préposée m'apporte un bol d'eau chaude, une débarbouillette, une serviette et du savon. Elle ferme les rideaux et elle revient trente minutes plus tard. Faire sa toilette à l'horizontale exige une habileté que je développe tranquillement. À plusieurs reprises, j'ai renversé mon bol d'eau, ce qui a nécessité chaque fois un changement de lit. Demander de l'aide n'est jamais mon premier réflexe. Malgré mes limites et mes gaffes, je tente de demeurer autonome.

Pendant la journée, la télé est toujours allumée. J'ai hâte que les téléromans recommencent. Ça symbolise le retour à la routine jusqu'au congé du temps des fêtes. J'ai toujours aimé regarder les nouvelles émissions, et surtout les commenter. La télé fait partie de mon quotidien. *Femme d'aujourd'hui* animée par Aline Desjardins a été la première émission pour adultes que j'écoutais régulièrement dès l'âge de cinq ans. Même si je ne comprenais pas le sens de tous les propos, j'aimais les discussions. J'aimais *Bobino*, diffusé à 16 heures tous les jours de la semaine à Radio-Canada. Dès le retour de l'école, ma mère me donnait une collation et je m'assoyais devant la télé. Le samedi soir, il arrivait souvent que nous écoutions un film en famille. Le VHS n'avait pas encore fait son apparition. Nous devions être au rendez-vous. Pendant mes études postsecondaires, j'ai décroché de la télé. Je n'avais plus de temps. Les seules émissions que je regardais avec une grande passion étaient celles animées par Janette Bertrand.

Par le petit écran, cette femme m'a influencée de façon magistrale. Elle m'a convaincue, sans le savoir, que je n'étais pas une extraterrestre. Pendant une longue période de ma vie, j'ai eu l'impression d'être en marge. Enfant, je déménageais sans cesse. Mon père était un monteur d'acier et un soudeur. Nous avons habité Staten Island quelques années, puisqu'il a travaillé sur les tours jumelles. Par la suite il y a eu Sept-Îles, Port-Cartier, La Tuque, Montréal, Saint-Félicien, La Baie, Amos, Sherbrooke, L'Anse-aux-Gascons et Lavaltrie. Avec le recul, je crois que je me suis forgé une personnalité pour réussir à vivre ces changements sans trop de dommages. J'étais gentille avec tout le monde, je m'adaptais, je m'intégrais rapidement, mais je ne m'attachais pas. J'étais toujours en attente de la prochaine destination. Je ne donnais pas suite aux lettres ou aux appels de mes amis. Pour survivre, je ne pouvais pas entretenir mes amitiés passées et nourrir celles qui commençaient. J'ai toujours choisi celles qui débutaient. J'ai énormément souffert de ces choix. Encore aujourd'hui, je pense avec grand regret à certaines amitiés auxquelles j'ai mis fin abruptement. Grâce à Janette, j'ai appris un jour que la compréhension diminuait la culpabilité. J'ai donc pris conscience que j'avais mis en place un mécanisme de défense, soit celui de l'abstraction, et que j'avais des raisons valables de l'avoir fait. Je dois avouer que j'ai conservé ce mécanisme. J'ai une facilité à rompre avec le passé, et cela est désarmant pour mon entourage. Je dois travailler sur moi constamment pour entretenir les amitiés lointaines.

À l'adolescence, mes intérêts différaient de ceux de mes collègues de classe. Rapidement, j'ai abandonné les romans Harlequin et les romans-photos pour m'intéresser à la philosophie. J'ai découvert Simone de Beauvoir d'une drôle de manière.

Un jour, une de mes tantes m'a offert un livre qu'elle pensait tout indiqué pour l'adolescente que j'étais : *Mémoires d'une jeune fille rangée*. Dès la première page, j'ai su que je faisais une grande rencontre. J'ai savouré ce livre. C'est après cette lecture que je suis entrée dans le monde des adultes. Il m'a fallu peu de temps pour découvrir Jean-Paul Sartre, l'amant de Simone. Je buvais ses paroles. Il parlait de liberté, celle dont j'ai toujours eu tant besoin. Après, il y a eu Camus, Boris Vian, Yourcenar, Tolkien… Plus je lisais et plus je m'isolais. J'avais l'impression de comprendre des choses que peu comprenaient. Heureusement, je me suis fait des amis qui avaient la même passion. Nous refaisions le monde. Une fois de plus, Janette est intervenue. Grâce à elle, en écoutant ses invités, j'ai réalisé qu'au-delà de la philosophie c'est le contact humain qui me fascinait.

Je devais donc sortir de cet isolement volontaire. Je me suis mise à écouter les bulletins de nouvelles, à m'impliquer socialement et ainsi à m'ouvrir au monde qui m'entourait. Je me suis rappelé que mon enseignante de quatrième année, fille du ministre Marcel Léger, en parlant de son implication en politique, nous avait dit que c'était sa façon à elle de changer le monde. Il faut croire que le militantisme de Nicole m'a marquée pour que je m'en souvienne encore. J'ai décidé de m'impliquer en politique, j'avais envie de changer le monde. Je ne savais pas que ça allait changer ma vie…

Pendant la journée, je reçois plusieurs appels. Au moins cinq ou six de Mario, deux ou trois d'Angela, un de ma mère, un de ma belle-mère. En plus des appels occasionnels. On prend ma température et ma pression artérielle. L'après-midi passe très rapidement, surtout quand le repas du soir est servi à 16 h 30. Même si tout le monde chiale quand vient le temps de parler de la bouffe d'hôpital, ce n'est pas mon cas. Disons que mes attentes ne sont pas élevées. Choisir mes repas et être servie au lit trois fois par jour, je vois cela comme un grand privilège. Mais je m'abstiens quand vient le temps de parler de gastronomie hospitalière.

Après le repas, je me prépare à recevoir de la visite. Je demeure coquette même si je suis étendue. Il y a quelques jours, je me suis fait dire par une amie que je devrais avoir de plus beaux pyjamas. J'ai profité de la visite de ma belle-sœur pour la charger de m'habiller en vêtements mous. Mission qu'elle a relevée à merveille. L'air de rien, mon ventre commence à grossir. Dans mes nouveaux vêtements, il est mis en évidence. Ma belle-sœur a sélectionné des couleurs que je n'aurais jamais choisies. Me voilà dans une palette plus douce, plus pâle. J'avoue que j'aime ça. Mes visiteurs trouvent que j'ai l'air en forme. Je soupçonne que ce sont mes nouvelles couleurs qui donnent cette impression.

Après le départ de mes visiteurs, la tristesse m'envahit. Je regarde la télé pour me changer les idées et je finis par m'endormir. Une chance que j'ai cette petite télé. C'est ma fenêtre sur l'extérieur. Ma grand-mère Bernadette laissait toujours sa télévision allumée, car cette dernière lui permettait d'oublier qu'elle était seule. J'ai la même sensation : la télé m'éloigne de l'isolement. Elle me rappelle que je vis dans le même monde que les autres. Je n'étais pas consciente avant cette période de réclusion que le petit écran unissait tant les gens.

Après une longue discussion téléphonique avec mon amie Marcia, la tristesse me quitte. Elle me fait réaliser à quel point j'ai un grand défi à relever et que la fin de chaque journée est une célébration parce que je m'approche de l'objectif. Une célébration, quel beau concept! Si rien n'a changé concrètement au quotidien, mes journées sont tout de même différentes. Maintenant, j'ai hâte qu'elles se terminent pour pouvoir faire un X sur mon calendrier.

Je suis fascinée par le pouvoir des perceptions. Il y a des gens pour qui la vie sera toujours plus difficile. Ils s'attardent à ce qui ne va pas. Ils veulent ce qu'ils n'ont pas sans réaliser ce qu'ils ont. D'autres, même si tout s'écroule, trouvent quelque chose de positif à tirer de la situation. Tout est une question de perception. J'observe les gens qui viennent me rendre visite. Ils se divisent en trois catégories : les réalistes, les optimistes et les fatalistes. La catégorie qui m'amuse et m'exaspère est celle des fatalistes. Leur voix se démarque par un petit tremblement. La première phrase qu'ils disent : «Je ne sais pas comment tu fais.» La deuxième : «J'espère que tu ne fais pas ça pour rien.» Et la troisième : «En tout cas, si tu as cet enfant-là, j'espère qu'il te sera reconnaissant jusqu'à la fin de ses jours.» Des fatalistes, il y en a plus que l'on pense. À mon avis, il ne faut pas trop donner d'importance à leurs commentaires souvent inappropriés. J'ai l'impression qu'ils veulent me protéger au cas où le pire arriverait. Au moins, eux, ils m'auront prévenue. Même si au début de l'hospitalisation ces gens m'étaient insupportables, maintenant ils me font rire. Je les trouve très prévisibles. Il y a quelques jours, la mère d'une amie est venue me visiter. En fait, elle était venue voir un autre patient, mais sa curiosité l'a poussée à me saluer. Elle est entrée en coup de vent dans la chambre et a hurlé : « Ma petite fille, ma belle-sœur a eu la même chose que toi, elle a fait la même chose, elle est restée couchée, mais elle a quand même fait une fausse couche. J'ai tellement peur que tu fasses tout ça pour rien. » Que répondre à ce genre de commentaire ? Je ne pense pas qu'elle a réalisé la gravité de ses paroles. Pour elle, tout était une question de fatalité ; ce qui est arrivé à sa belle-sœur arrivera forcément à toutes les autres femmes. C'est triste de vivre en ayant l'impression que l'on ne peut rien changer.

Les réalistes me plaisent ; il est facile de parler avec eux. Leurs commentaires sont basés sur des faits : « Je te trouve bonne de rester couchée. En même temps, tu n'as pas le choix si tu veux qu'il survive. » Ils m'encouragent à suivre les consignes, ils me rappellent que 2 % de chances, c'est peu, donc que je dois tout faire pour mener ma grossesse à terme.

Les optimistes me font du bien, mais ils sont souvent irrationnels : « J'te connais, je n'ai aucun doute que tu vas avoir ton enfant. » Ou encore : « Qu'est-ce que ça veut dire, 2 % de chances, c'est juste des chiffres. Fie-toi sur moi, ça va marcher. » Je leur suis reconnaissante de la confiance qu'ils ont en moi. Je ne veux pas les décevoir.

Il n'y a pas que dans ma chambre d'hôpital que je rencontre ces types de personnalités. On doit être conscient du genre de personnes qui nous entourent. C'est une responsabilité qui nous appartient. On doit être en mesure de discerner qui nous fait du bien ou pas aux différentes périodes de notre vie. En ce qui me concerne, les fatalistes ont très peu d'espace dans mon quotidien. Disons que ma tension monte rapidement en leur présence.

Je suis inquiète, je n'ai jamais eu de nouvelles de mon amie Hélèna. Elle n'est plus à l'étage. J'ai tenté de la joindre chez elle, mais il n'y avait pas de réponse. Je me permets d'en parler à mon médecin. Elle me confirme qu'elle est encore hospitalisée, mais qu'elle a changé de département. Elle a la gentillesse de me donner son numéro de chambre. Je l'appelle, elle répond au premier coup et, quand elle me reconnaît, je la sens surprise et déçue.

— Je ne suis pas allée te voir…

— Comment vas-tu ?

— Je ne savais pas trop comment t'annoncer la nouvelle. En plus, les infirmières m'ont bien avisée que tu ne pouvais pas vivre de grandes émotions.

J'écoute Hélèna, je ne comprends plus rien… Vivre de grandes émotions ? Mais voyons, qu'est-ce qui se passe ?

Elle poursuit :

— Ils ont analysé mes tissus après mon hystérectomie et ils ont trouvé des cellules cancéreuses… Je vais demander la permission de monter à ta chambre, c'est un peu ridicule d'être dans le même bâtiment et de se parler au téléphone.

Elle passe plus d'une heure avec moi. Dès que je la vois dans l'embrasure de la porte, je constate qu'elle ne va pas bien du tout. Nous nous mettons à pleurer instantanément. Quelques minutes plus tard, elle reprend son souffle pour m'annoncer qu'elle commencera la chimiothérapie dans quelques semaines, le temps d'avoir récupéré après l'ablation de ses ovaires. Elle a donc subi une autre opération. Ses trois enfants ont pris difficilement la nouvelle, mais pas autant que son père. La mère d'Hélèna est décédée du cancer des ovaires ; il revit donc un cauchemar.

— Je ne t'ai pas donné de nouvelles, je ne savais pas comment t'annoncer ça. J'en ai seulement parlé à ma famille. Je suis fatiguée. Il faut dire que je l'étais déjà avant ma première opération. J'ai tardé à consulter. Tu sais comme le quotidien nous bouffe. Ça fait des années que je n'ai pas pris de temps pour moi. Je suis au bout du rouleau. Je sors de l'hôpital dans trois jours et je me demande comment je vais pouvoir reprendre ma vie en attendant les traitements.

Devant autant de fragilité, je ne sais pas trop quoi lui dire. Les mots ont perdu leur sens. Elle repart en me disant que ça lui a fait du bien d'en parler et qu'elle reviendra avant de quitter l'hôpital.

Je ne sais pas pourquoi, mais j'ai mis du temps à saisir l'importance de l'amitié entre filles. Plus jeune, je manquais de finesse dans mes commentaires. Je devais toujours faire attention pour ne pas heurter la susceptibilité de mes amies. En plus, les filles me tapaient sur les nerfs avec leur besoin de plaire à tout prix. Mon implication politique m'a permis de rencontrer des femmes de tête. Je pouvais argumenter avec elles sans qu'il y ait d'*ego* heurtés.

Tranquillement, j'ai apprivoisé mes consœurs. Avec le temps, j'ai compris la richesse et la force que m'apportent mes amies. Marie a eu un garçon un an avant que je tombe enceinte d'Angela ; j'ai porté ses vêtements de maternité. Elle m'a présenté

Marcia, que je savais être comédienne, alors que nous étions toutes les deux enceintes de nos filles. La chimie a fonctionné tout de suite. Son chum s'appelle Mario, donc, quand on se parle, nous pouvons sembler possessives parce que c'est toujours «ton Mario, mon Mario». Nous avons deux points en commun : nous parlons sans arrêt, mais je soupçonne Marcia de parler encore plus que moi, et nous remettons toujours tout en question.

Hélèna, je l'ai connue à mes cours prénataux. Elle m'a prise sous son aile, elle croyait que j'étais une mère monoparentale, car j'étais toujours seule lors des rencontres. C'est une bohème qui a le bonheur facile. Elle me fait du bien, et de la savoir si malade me bouleverse au plus haut point.

J'ai l'impression que la femme est comme un grand vin, il faut qu'elle décante ses états d'âme ; elle doit respirer et avoir du temps pour elle si on veut en découvrir le meilleur.

CHAPITRE 4

Ça fait six semaines que je suis à l'hôpital. Je m'ennuie et je me sens inutile. La célébration est moins au rendez-vous. Il n'y a plus personne en vacances, tout le monde a retrouvé sa routine. Angela vient de passer ses premières journées à l'école Montessori, et je ne suis pas là pour l'accompagner. J'ai l'impression d'être morte. Même mes deux minutes au fauteuil me semblent longues. Avant, j'aimais écouter les autres me raconter leur vie, mais je n'en suis plus capable. J'ai envie de leur crier : «Taisez-vous !» La seule que je veux entendre est Hélèna, qui ne va pas bien du tout. Elle se bat pour vivre. Elle sait que la chimiothérapie la rendra malade tout en la guérissant. Elle maigrit à vue d'œil. Elle se confie à moi. Je ne sais pas trop si ça me fait du bien. À force de parler de la mort, je ressens de nouveau la perte de Noël.

La semaine dernière, Angela est venue passer une heure seule avec moi. Elle est allée à la salle de bain et elle s'y est enfermée involontairement. Elle criait, paniquée, et je n'ai rien pu faire, car les barreaux de mon lit étaient levés. J'ai dû sonner et attendre qu'une infirmière arrive. Habituellement, j'aurais fini par rire de la situation.

Je commence à me demander si Angela subira des séquelles de mon absence. Peut-être que le Dr Draper avait raison, finalement: Angela aurait dû peser plus dans la balance.

J'ai mal à l'âme, j'ai envie de bouger, de respirer l'air de l'extérieur. Moi qui ai toujours eu l'impression de manquer de liberté, je ne savais pas de quoi je parlais. Je me demande si je pourrais marcher un peu, ça fait quand même plusieurs semaines que je suis les consignes à la lettre. Me voilà assise et prête à me lever. Quand la porte de ma chambre s'ouvre, j'ai honte. Je fais croire à la préposée que j'allais au fauteuil, mais, honnêtement, je pense qu'elle s'en fout complètement. Je me recouche, mais je peux dire que la petite dose d'adrénaline m'a fait du bien. Ce soir-là, je trace un X sur mon calendrier, mais, au lieu d'être fière d'avancer dans ma grossesse, je réalise qu'il y a quarante-quatre jours que je n'ai pas mis les pieds à la maison. Pourtant, je suis à dix kilomètres. Je demande de l'Ativan pour m'aider à dormir.

Au réveil, je ne vais pas mieux. Comme d'habitude, on apporte l'appareil qui va permettre de faire le test d'ultrasons. Toujours pareil, le gel froid sur le ventre, le médecin qui chuchote des mesures et qui va finalement me regarder en baissant ses lunettes sur le bout de son nez pour me dire: « En bas de la normale, mais stable.» Ce matin, pourtant, il baisse ses lunettes et me dit:

— Vous êtes dans la moyenne acceptable. C'est la première fois. Bravo, vos efforts portent leurs fruits.

Il s'inquiète de mon peu d'enthousiasme et en parle à ma gynécologue. Elle vient me voir au cours de l'après-midi pour me féliciter et prendre de mes nouvelles. Elle m'accorde un grand privilège : elle me permet d'aller dehors quelques minutes en fauteuil roulant. Elle me regarde droit dans les yeux :

— Nous sommes sur la bonne voie. D'ici deux semaines, ton enfant sera viable, ses poumons se développeront. Ne te gêne pas pour demander du soutien à tes proches. Demande-leur qu'ils t'apportent des gâteries, tu peux manger ce que tu veux. Tu n'as pas besoin d'être aussi austère.

La Dre Arsenault ne m'avait jamais tutoyée avant, et ça me fait du bien. Cette intimité me permet de montrer ma vulnérabilité. Je lui confie mes états d'âme. Elle me rassure :

— Même si tu as l'impression de ne rien faire, tu fais un bébé. N'oublie que tu mènes une bataille silencieuse, mais tu la mènes pour sauver une vie. Si je pouvais te donner quelques jours de congé de l'hôpital, je le ferais, mais je ne peux pas, compte tenu de la situation. Tu ne m'as pas dit l'autre jour que tu avais un ami psychologue ? C'est peut-être le moment de lui parler.

Elle a raison.

Ce soir-là, je me résigne à parler à mon grand ami Philippe. Après une discussion d'une bonne heure, il me fait réaliser que ma mélancolie est une étape du deuil. Cette période d'accalmie physique ouvre la porte aux émotions non réglées. Il habite Montréal, mais il va prendre le temps de venir me voir dans quelques jours. Déjà, comprendre l'origine de cette tristesse me soulage.

Le lendemain matin, mon air maussade m'a quittée. Pour la première fois, je sens mon bébé bouger. C'est la fête dans ma chambre. Je demande à Mario d'apporter un bon vin rouge, du pain frais et de la terrine. Il apporte un Amarone, il a bien compris le message. En plus, j'ai une surprise pour lui et notre fille : j'ai la permission spéciale de sortir quelques minutes en fauteuil roulant. Angela n'arrête pas de parler. Nos parents sont présents, le bébé bouge pendant la soirée et je bois une coupe de vin. Il ne m'en faut pas plus pour toucher au bonheur. Malheureusement, personne n'a d'appareil photo. J'aurais aimé garder des images de cette soirée.

Le médecin n'a pas tort, je suis trop austère, et ce n'est pas dans ma nature. Les plaisirs de la table me manquent : cuisiner, mettre la table, parler de tout et de rien, et savourer chaque bouchée. Je vais ajouter une chose à mon horaire, regarder l'émission de maman Dion. Peut-être que de voir quelqu'un cuisiner me divertira. En plus, elle ne parlera pas du bogue de l'an 2000. Tout le monde a une opinion là-dessus et, en même temps, personne ne sait de quoi il retourne exactement. La dernière fois que monsieur Télé est venu, il en a parlé en long et en large. Il a peur que les satellites se détraquent, il croit qu'ils vont se déprogrammer. Il s'inquiète aussi de son compte en banque : est-ce que les renseignements sur les clients seront perdus ? En tout cas, on peut dire que ça le préoccupe. Je serai où, pour le bogue ? Je mets ça sur ma liste : « Le bogue ? »

Mon chum arrive par surprise avec de la bouffe, mais sans vin… Je suis enceinte. Grand deuil de la grossesse.

— Claude, nous avons des décisions à prendre. D'ici deux semaines, tu devras être transférée à Québec ou à Montréal. Qu'est-ce que tu préfères ?

— Tu évites de me répondre depuis quelques jours, mais je te pose la question, comment vas-tu ?

— Les nuits sont difficiles parce que je tente de mettre Angela propre. Je suis fatigué. Pour être honnête, j'ai hâte que tu sois transférée, peu importe où. J'aurai l'esprit plus tranquille quand tu auras passé la barre des vingt-quatre semaines de grossesse. Sinon, au travail, ça va. Ce n'est jamais facile, mais je suis habitué. C'est certain que je m'ennuie de toi, la maison est tellement calme. Je suis aussi un peu tanné d'aller seul à toutes les activités et de répondre aux questions des gens sur le déroulement de la grossesse. J'ai hâte que la vie reprenne son cours. Notre quotidien me manque.

— Même si nous savions que la situation allait être difficile, il n'en demeure pas moins que nous vivons des hauts et des bas. Est-ce que tu regrettes notre choix ?

— Pas du tout, c'est juste que la fatigue se fait sentir.

— C'est drôle à dire, mais, moi aussi, je suis fatiguée. Je ne dors pas bien la nuit, je sommeille un peu le jour. L'hôpital ce n'est pas un lieu pour se reposer, il y a toujours quelque chose. Je m'inquiète pour Angela et toi, je suis stressée dès que j'ai une douleur au ventre. J'ai hâte de prendre une douche et, aussi superficiel que ça puisse paraître, j'ai besoin d'une coloration. Ma repousse fait peur. Est-ce que tu penses que le pire est passé?

— Comment savoir? Je souhaite que oui.

— Pour revenir à ta première question concernant le déménagement, nous avons le choix entre l'hôpital Saint-François d'Assise à Québec ou l'hôpital Sainte-Justine à Montréal. Je sais très bien que, dans les deux cas, les soins seront les mêmes. Pour le côté pratique, je vote pour Montréal, car nous y avons un pied-à-terre. Mes parents pourront revenir à leur maison de banlieue, nos frères sont là, tout comme plusieurs amis. À Québec, je ne verrai plus Angela.

— Nous en arrivons à la même conclusion. En fait, nous choisissons la meilleure des deux solutions.

— Nous en parlerons au médecin.

— Dans le sac, tu trouveras un pot de confiture de bleuets que Mme Pelletier a faite pour toi. Elle s'inquiète beaucoup, elle a hâte que tu retournes déjeuner à son restaurant. Il y a aussi des biscuits aux légumes, des barres de céréales et ton courrier. J'ai payé tes comptes. Tu n'as pas eu d'appel.

J'ai l'impression de m'effacer tranquillement. J'ai de moins en moins d'appels et de courrier. Pendant que je me perds dans mes pensées, le bébé donne un grand coup.

— Il bouge. Viens te coucher près de moi.

Je vois les larmes monter dans les yeux de mon chum. Beau moment de tendresse en cet après-midi pluvieux. Le bébé nous offre un cadeau pour tous nos efforts. C'est la première fois que je visualise cet enfant hors de mon ventre. Nous ne voulons pas connaître le sexe, mais j'espère, sans le dire, que ce sera un garçon.

Je me trouve un peu drôle, j'ai le réflexe de manger en cachette ce que Mario m'apporte. J'ai mon tiroir secret. Pourtant, je n'ai aucune restriction. Comme je m'apprête à manger une barre tendre, on cogne à la porte. Premier réflexe, je cache ma barre tendre sous mon oreiller et je m'essuie la bouche.

— Entrez!

Je vois un immense bouquet de fleurs, puis le visage de mon ami Philippe camouflé derrière le feuillage. Quel bonheur! Il pense à tout, il a même apporté deux cafés. Cet homme est un être d'exception. C'est l'une des plus belles personnes que je connaisse. Il rayonne par son empathie, il a toujours le bon mot. Qu'il prenne du temps pour moi me touche. Première chose qu'il fait, il flatte mon petit ventre. Le bébé sursaute.

— Je ne t'ai pas dit quand j'allais venir. Comme je ne savais pas avec précision la journée de mon arrivée dans le Bas-du-Fleuve, je ne voulais pas que tu m'attendes pour rien.

Il s'assoit près du lit et poursuit:

— Comment vas-tu?

Question si simple, mais quand on sait que la personne qui est devant nous veut connaître la réponse sans faux-fuyants, ça change la donne. Je lui déballe mes états d'âme. À un moment donné, il me dit, en me regardant droit dans les yeux, une phrase qui restera gravée dans ma mémoire.

— Tu sais ce qu'Albert Camus a dit un jour? «Parler de ses peines, c'est déjà se consoler.» Ne te censure pas, accepte de t'ouvrir. N'aie pas peur du jugement.

— Je n'ai pas peur du jugement, je ne veux pas que l'on doute de ma capacité à mener cette grossesse à terme. C'est une grande responsabilité que j'ai.

— Pourquoi les autres douteraient de toi ?

— Philippe, quand les gens quittent la chambre, à l'exception de Mario, je ne veux pas qu'ils sentent de la tristesse. Je sais très bien que ma peine est associée à la mort de Noël. Je ne sais pas trop comment faire le deuil d'un enfant que personne n'a connu. Je n'ose pas en parler. Je ne veux pas que Noël pense que je veux le remplacer. Je ne dois pas non plus trop m'attacher au bébé que je porte, parce que, si je le perds, je ne sais pas trop comment je pourrais surmonter ça.

— Tu viens de dire plusieurs choses. Ce qui est particulier dans la situation actuelle, c'est que, pendant que tu es dans un état d'immobilité et de dépendance, tu dois à la fois faire ton deuil et empêcher une bombe d'exploser. Je te connais depuis assez longtemps pour savoir que cet état t'affecte beaucoup. Tu dois lâcher prise. Accepte de montrer tes émotions, sinon c'est à toi que tu causes du tort. Tu sais, il y a plusieurs étapes dans le deuil, et c'est la même chose pour le deuil périnatal. L'une d'elles, c'est la tristesse. Ce que j'entends, c'est que tu ressens une grande tristesse et de la culpabilité. Est-ce que tu as tout fait pour garder ton fils Noël vivant ?

— Tu sais bien que oui…

— Avait-il des chances de survivre ?

— Non, aucune, vraiment aucune. L'autopsie l'a démontré sans équivoque.

— Ne te retiens pas. Je vais dire aux infirmières de ne pas nous déranger. Voilà des mouchoirs.

Il revient quelques instants plus tard.

— Tu dois reconnaître que tu as fait tout ce que tu pouvais pour Noël. Tu n'as pas à te sentir coupable de quoi que ce soit.

— Je sais que je n'ai pas fait la paix, sinon je ne pleurerais pas autant. L'étape de la tristesse, ça dure combien de temps ?

— Ça ne se mesure pas comme ça. Ça dépend plutôt de ta capacité à y faire face. C'est évident que ton sentiment de culpabilité ne règle en rien ta tristesse. Prends le temps d'en parler avec Mario. Vous réagissez différemment, mais vous avez cette histoire en commun.

— Tu as certainement raison… Je vais t'écouter.

Nous avons poursuivi cette discussion, je lui ai fait écouter la *Chanson pour Nathan* de Laurence Jalbert, qui a eu un fils prématuré portant ce nom. Je la chantonne à Philippe, les paroles roulent en boucle dans ma tête :

« Ce que je te chante

C'est l'hymne à l'amour

Le seul, le vrai, celui qui dure toujours

À donner des haut-le-cœur

Comme dans un grand remous

Puis vient le blanc de mémoire

Les pages qui manquent à ton histoire

Ne pas savoir si l'avenir voudra de toi »

— Cette partie du texte explique comment je me sens. Je mélange l'histoire de Noël et celle du bébé à venir. Il y en a un pour qui des pages manquent à l'histoire, et je ne sais pas si l'avenir voudra de l'autre.

Philippe pleure. Il me prend les mains et me fait une accolade. Il me regarde en me flattant le dessus de la tête :

— Je comprends que ta souffrance est grande. C'est bien d'y faire face. Qu'est-ce que tu penserais de prendre une pause ?

— C'est une bonne idée. Je me sens vidée de toute mon énergie.

— Je pourrais aller chercher le dîner au restaurant de ton choix.

— Je suis un peu à l'envers pour l'instant… mais je mangerais une poitrine de poulet de St-Hubert. Je te suggère de sécher tes larmes avant de partir, sinon le personnel se demandera ce que j'ai pu te faire.

— Tu me fais vivre des émotions fortes, et je comprends que cette chanson te rende aussi triste.

— Je devrais peut-être moins l'écouter.

— Ce n'est pas une mauvaise idée. Elle arrache les larmes et, dans ton état, ce n'est pas nécessaire. Je te laisse te reposer et je reviens avec le lunch.

— Merci, Philippe, je t'aime tellement.

Dès que la porte se referme, je note dans mon calepin la phrase : « Parler de ses peines, c'est déjà se consoler. » J'ai toujours fait le contraire ; je parle de mes joies, mais pas de mes peines. J'ai des choses à changer.

L'après-midi est plus festif, même si je sens que j'ai le visage bouffi d'avoir trop pleuré. Le poulet est bon. Une chance que les fleurs sont là pour en camoufler l'odeur. Je ne veux pas susciter l'envie des autres patientes de l'étage. Il part en fin de journée en me promettant de revenir le jour suivant avec deux cafés. Après son départ, je dors comme un bébé. Un nœud s'est défait.

Cette soirée-là, je fais face à ma peine. Les jours qui suivent sont gris. Je ne veux pas que le bébé que je porte sente ma douleur. Je me noie dans la musique, mais j'ai une peine sans fond. Je ne mange presque plus, à un tel point que les infir-mières s'en inquiètent. Elles m'apportent de la nourriture maison pour raviver mon appétit. Elles tentent de me changer les idées. Je fais exactement le contraire de ce que Philippe m'a suggéré. J'essaie de cacher mon état d'esprit à mes proches. Je veux ménager Mario et Angela. Quand ils viennent me voir, je suis calme et souriante, mais je parle très peu. Je demande aux infirmières de garder ça entre nous. Elles m'aident et me protègent beaucoup.

CHAPITRE 5

L e chiffre magique se pointe le bout du nez. Dans quelques heures, j'aurai atteint le but tant espéré, soit vingt-quatre semaines de grossesse. Mon départ approche donc à grands pas, et je vais m'éloigner d'Hélèna. J'aime beaucoup nos discussions. On se comprend. Toutes les deux, nous portons un peu la mort en nous. Je souhaite que nous puissions poursuivre cette entraide au téléphone. Je ne devrais pas penser cela, mais j'ai peur de ne plus la revoir. L'autre jour, j'ai parlé du cancer des ovaires avec Judith, elle m'a dit que c'en était un difficile à traiter parce qu'il est souvent découvert à un stade avancé.

Lors d'une rencontre avec la Dre Arsenault, c'est confirmé : je pars à Montréal à l'hôpital Sainte-Justine. L'hélicoptère et l'avion ne sont pas envisageables en raison des turbulences. L'ambulance ne passe pas le test non plus, la suspension est trop dure pour l'état des routes. À moins que quelqu'un me pousse en fauteuil roulant, il faudra m'y emmener en voiture.

Le grand jour arrive. Mario a loué une mini-fourgonnette. Ma mère la remplit d'oreillers et de coussins ; l'intérieur s'apparente à un salon. Elle me donne aussi un coup de main pour vider ma chambre et décrocher chacun des dessins.

Le petit prince aurait été heureux avec moi, je vivais pratiquement dans une bergerie. Il y avait au moins une cinquantaine de dessins de moutons. On a vidé mon tiroir secret et emballé mes dizaines de disques, mon lecteur, mon réveil, mes plans, mes crayons et mes produits de beauté. Les betteraves resteront ici, produits dangereux à transporter. Je devrai aussi y laisser Smily, il s'est trop dégonflé. On a bien rigolé quand ma mère a ouvert le casier pour me donner mes vêtements. Tout ce qu'elle y a trouvé, ce sont ma camisole, mon bermuda et ma veste, que je portais quand je suis arrivée à l'hôpital dans la nuit du 2 au 3 août dernier. Ce détail nous avait complètement échappé. Bon, j'arriverai à Sainte-Justine en bermuda trop petit et trop léger pour la saison.

Je regarde ma chambre et je suis triste. J'étais bien ici. C'est difficile de réaliser qu'il s'est passé tant de choses alors que j'étais toujours dans ce lit. J'ai le vertige, j'ai peur de franchir la porte. Je quitte un lieu qui m'a apporté de la sécurité. Mario est nerveux. Ces quatre cents kilomètres peuvent être critiques pour la vie de notre enfant. Nous transportons une bombe. Nous n'en parlons pas, mais la tension est tangible.

Devant le poste des infirmières, je ne m'arrête pas longtemps, je veux me protéger d'une trop grande vague d'émotions. Je leur dis seulement :

— J'ai hâte de revenir vous montrer mon bébé. Il y aura un petit peu de vous dans cette victoire. Merci d'avoir été là !

Il y a de grandes accolades. Je me suis attachée à ces femmes. J'en ai passé, des heures, à discuter avec elles. Je connais presque toute leur vie. Elles sont tellement dévouées, j'admire leur travail et leur humanité. Plus je m'éloigne de ce département d'obstétrique et plus l'angoisse monte.

Je m'installe dans la voiture. Après ces longues semaines où presque tout m'était interdit, j'ai l'impression de commettre une infraction. Angela est avec nous. Mes parents nous suivent. Le convoi se met en route pour Montréal. Chaque nid-de-poule est un obstacle. À certains moments, je sens du liquide couler. Je prie, ce qui n'est aucunement dans mes habitudes. Je dois me concentrer pour ne pas paniquer. Nous devons nous arrêter quatre fois, comme le médecin nous l'a recommandé.

Mario et moi ne comprenons pas du tout comment il se fait que, pendant des semaines, j'ai dû être immobile et que, lors de mon transfert, une étape cruciale, je suis laissée à moi-même de cette façon.

Angela est bien excitée d'aller quelque temps dans la maison de son pépé et de sa mémé. Son papa n'est pas peu fier de l'avoir mise propre. Il ne voulait pas que mes parents soient obligés de changer les draps la nuit. Cinq heures plus tard, nous voilà enfin dans le hall de Sainte-Justine. Si je le pouvais, j'embrasserais le sol. J'ai la sensation d'avoir réussi un niveau difficile dans un jeu vidéo.

Une infirmière nous attend. Je m'assois dans le fauteuil roulant. Elle me demande comment s'est passé le voyage, et je n'hésite pas à lui dire :

— Pas très bien. À plusieurs reprises, j'ai senti de petites fuites.

Elle écarquille les yeux :

— Un instant, je vais faire un appel.

Cinq minutes plus tard, elle revient :

— Le premier arrêt sera à la salle d'échographie.

Mario est pris au dépourvu ; il a l'air d'un mulet, il traîne mes bagages. Une préposée le guide vers ma chambre, il va venir me rejoindre après.

Je change de catégorie d'hôpital, mais aussi de clientèle. J'arrive dans le monde des enfants malades. Dans les couloirs, je suis bouleversée par ce que je vois. J'en oublie ma fatigue, mon inquiétude, et je me demande ce que je fais là. Est-ce que je vais prendre la place d'un de ces petits ? Toutes les fois que je regarde le *Téléthon Opération Enfant Soleil*, les enfants malades me touchent profondément. Ici, je suis dans le ventre du dragon. Difficile de voir un enfant au crâne dégarni, un autre dans un fauteuil roulant, portant un masque à oxygène. S'ils sont ici, c'est parce qu'ils ne vont pas bien.

On entre dans la salle d'examen. L'infirmière me demande pourquoi je pleure. Je ne m'en étais même pas aperçue. Je mets ça sur le compte de la fatigue. Je me couche sur la civière. Enfin, je suis à l'horizontale. Mario arrive avant le médecin. Il m'annonce qu'Angela et mes parents aménagent la chambre. Je l'observe. Il est pâle, pour ne pas dire vert. J'ai l'impression qu'il est au bord des larmes, tout comme moi. Il me tient la main, un geste qui nous rappelle que nous sommes deux dans cette tempête.

Le médecin entre dans la pièce, accompagné d'un résident. Il me pose une série de questions sur mon état. Le résident prend des notes. Il s'étonne d'apprendre que nous sommes arrivés à Montréal pas nos propres moyens. Je lui raconte mon voyage et je lui signale mon inquiétude quant à ma perte de liquide. Le médecin se décide enfin à mettre la sonde sur mon ventre. Il ne parle pas, il prend des mesures pendant plusieurs minutes. Il nous regarde :

— Le bébé semble bien se porter. Le niveau de liquide est au minimum acceptable. Je vais tout de même consulter les résultats de la dernière échographie que vous avez passée à Rivière-du-Loup. Je ferai mes commentaires à votre médecin traitant. Une chose est certaine, vous ne devez plus perdre de liquide au cours des prochains jours.

Il se montre rassurant :

— Vous êtes au bon endroit pour une situation aussi délicate. Nous allons sûrement nous revoir pour d'autres mesures. Bon séjour parmi nous !

Mario pousse le fauteuil roulant jusqu'à la porte de ma nouvelle chambre. Je n'étais pas préparée à ce choc. La première chose que je vois, c'est un grillage à ma fenêtre. J'ai l'impression d'entrer dans une cellule. Les tuiles du plancher sont tarabiscotées, le lit est très étroit, comme la chambre. La couleur dominante est vieux rose. J'avoue que je dois me raisonner pour ne pas hurler. À ce moment précis, j'ai envie de tout lâcher et de retourner dans ma maison de campagne pour y faire des tartes aux pommes avec ma petite cocotte. Doucement, les yeux embués, je m'allonge sur mon mini-lit. Au moins, quand j'y suis couchée, je n'aperçois plus le sol.

J'entrevoyais ce déménagement comme la panacée d'un grand périple. Je suis plutôt au bord de la névrose. Le seul moment où j'ai connu cet état d'esprit remonte à loin. Ma mère avait dû se rendre d'urgence en pleine nuit à l'hôpital pour accoucher de mon frère. Mon père m'avait laissée chez le voisin, et j'ai plus ou moins eu connaissance de ce déplacement. Le matin, je me suis réveillée sur un sofa, avec une chaise devant moi pour que je n'en tombe pas. Je voyais des gens déjeuner à travers les barreaux. Je n'avais que quatre ans, je paniquais, je ne comprenais plus rien. J'avais perdu mes repères. Je pleurais, j'étais inconsolable. Je m'en suis remise quand mon père est venu me chercher quelques heures plus tard en m'annonçant que j'avais un petit frère. Mais je me souviens de cet épisode comme si c'était hier.

Mes parents, Mario et ma fille reviennent de la cafétéria. Angela est drôlement impressionnée par ce lieu :

— Il y a un magasin qui a de la gomme et des jouets, et un restaurant. C'est grand, ici, maman. Je l'aime, ton hôpital !

Son enthousiasme nous fait bien rire. Mario me serre dans ses bras et me chuchote :

— Est-ce que ça va ? Veux-tu que je reste ?

Je lui souris :

— Ça va aller. Demande une télé au poste des infirmières et va te reposer.

Ils partent tous quelques minutes plus tard. Je n'ai pas vu Angela aussi heureuse depuis longtemps. Elle quitte la chambre en gambadant et en hurlant : « À demain, maman ! » La porte se referme doucement. J'ai besoin de ce silence et de cette tranquillité. Je parle à mon petit ange, je lui demande de l'aide. Je me sens apaisée.

Je dors plusieurs minutes, jusqu'à ce que l'équipe de MOG arrive. Pour bien comprendre ce langage d'initiés, la MOG, c'est la médecine obstétrico-gynécologique. Cette équipe prend soin de la mère. La notion d'équipe est nouvelle pour moi. Un hôpital universitaire, ça change la donne. Une fois de plus, je dois raconter mon histoire et répondre à des dizaines de questions.

L'équipe de GARE (pour grossesses à risque élevé) vient aussi. Elle prend soin du bébé. Chaque médecin de l'équipe est accompagné d'une à trois personnes. Ce sont des étudiants en médecine tantôt intéressés par le domaine de la gynéco-logie ou des grossesses à risque élevé, tantôt pas du tout. Ils explorent l'ensemble des spécialités. Cette visite est plus marquante. La première chose que le médecin me fait, c'est une piqûre de stéroïdes dans la fesse pour accélérer le développement des pou-mons en cas de naissance très prématurée. Après l'injection, l'interrogatoire débute.

Ma première journée se termine par une longue discussion avec une infirmière très sympathique. Je comprends que mon cas en est un léger par rap-port à d'autres. Elle me raconte le cas de ma voi-sine immédiate, qui a un placenta prævia. Elle ne peut pas bouger du tout, elle risque de faire une hémorragie et de perdre son bébé. En plus, elle habite les Îles-de-la-Madeleine, alors la distance est trop grande pour que sa famille puisse venir la voir. Je m'endors en me promettant de ne plus me plaindre, même si je dois combattre mon fond claustrophobe dans ce lit trop petit aux barreaux de métal.

Cette nuit-là est agitée, je ne suis pas habituée à autant de bruit. J'entends une femme très souffrante hurler pendant plusieurs minutes. Il y a beaucoup d'agitation à l'étage. À 4 heures du matin, une infirmière me met une lampe de poche sur le visage en me demandant si je suis réveillée. Difficile de répondre non! Elle me fait une prise de sang et me dit de me rendormir. Une chose que je dois retenir pour ne plus être frustrée, c'est que l'hôpital n'est pas un lieu pour se reposer, mais pour se faire soigner. J'ai bien peur de souffrir d'épuisement avant la fin de mon séjour. Ce qui m'insulte le plus, ce sont les commentaires de mes amis qui me rappellent comme je suis chanceuse de pouvoir demeurer au lit sans aucune culpabilité. Je me mords les lèvres pour ne pas les remettre à leur place, mais... combien de temps pourrai-je me retenir?

Mon frère arrive avec de magnifiques fleurs. Il se demande où il pourrait les déposer, il n'ose pas faire de commentaire sur la chambre, mais je lis dans son regard. Après quelques instants de réflexion, il rend son verdict:

— En attendant, je vais les déposer par terre.

J'éclate de rire:

— En attendant qu'elles se fanent?

Nous avons un fou rire qui me rappelle notre enfance. Combien de fois avons-nous ri des commentaires de nos oncles? Nous riions de l'un en particulier, qui déformait les mots sans le savoir et qui, un jour, nous avait prévenus que la météo annonçait l'arrivée de grizzly. Nous avons dû quitter la pièce pour rire. Encore aujourd'hui, dès que l'on prévoit du grésil, je pense au fameux grizzly et je ris.

L'infirmière entre et me demande de me tourner sur le côté pour la deuxième injection de cortico-thérapie. Je regarde Martin et je lui fais signe de sortir. Quelques minutes plus tard, il revient s'asseoir au pied du lit. Je ne vais pas bien, je manque d'air, je suis essoufflée.

— Martin, va chercher l'infirmière, ça ne va pas du tout.

Deux minutes plus tard, il y a au moins trois infirmières dans la chambre. On me met un cathéter, on me branche sur l'oxygène et, lorsqu'on me met le masque, je panique. L'infirmière me dit avec fermeté de me calmer, et je me ressaisis. Une équipe arrive ; le médecin parle avec les infirmières. Conclusion : imagerie des poumons. On m'assoit dans un fauteuil roulant, on m'enlève mon beau pyjama pour me mettre une minuscule chemise d'hôpital jaune, conçue pour les enfants. Au diable la coquetterie, il y a urgence. Je ne suis pas au bout de mes peines, on m'installe près de la salle d'examen et, là, tout autour de moi, j'observe les enfants malades. Je me sens comme un imposteur, comme une grosse madame en jaune qui manque d'air dans cet univers de fragilité. Le chien dans un jeu de quilles, eh bien, c'est moi. J'oublie mon masque à oxygène en voyant de petits corps, branchés de partout, dans de gros incubateurs. Je voudrais leur donner ma place, mais j'ai aussi un petit corps en danger sous cette belle chemise.

On vient me chercher, à ma grande surprise, et j'entre dans une pièce où je vois une boîte rectangulaire qui s'apparente à un cercueil. Je recommence à souffrir d'hyperventilation ; je ne veux pas entrer là-dedans. On s'empresse de me dire que ce n'est pas si pire. On lève le dessus, je me couche et je panique quand on s'apprête à redescendre les autres faces du cercueil.

— Non, je ne peux pas, je vais mourir !

Une voix me répond :

— Pour vous détendre, nous allons mettre de la musique.

Quelle bonne idée ! Je m'attendais à de la musique classique, mais, dans un hôpital pour enfants, c'est la chanson du *Roi Lion* ! Pendant qu'on descend sur moi le reste de la boîte, je me concentre sur les paroles de la chanson : « C'est l'histoire de la vie », mais est-ce que c'est l'histoire de MA vie ? Je pleure sans cesse. Ma première crise d'angoisse se passe en écoutant la musique du *Roi Lion*. Sur le chemin du retour, je me trouve pathétique. Je dois me ressaisir.

Heureusement, Martin est toujours dans ma chambre. Je le rassure, je vais mieux, et l'oxygène m'aide. Je ne peux pas beaucoup parler. Je lui demande de mettre le disque de Villa-Lobos dans le lecteur et de me donner les écouteurs. Je dois me calmer.

Quelques minutes plus tard, une femme d'une beauté remarquable fait son apparition. Elle s'adresse à moi avec beaucoup de douceur.

— Marie-Claude, vous pouvez enlever le masque, le taux d'oxygénation de votre sang est bon. J'ai l'impression que la crise est terminée. Comment allez-vous?

— Je vais mieux. Mon frère et la musique m'ont apaisée.

— Je me présente, je suis Sylvie Cartier, et je serai votre gynécologue traitante. Je suis une spécialiste des grossesses à risque élevé. Nous allons bien prendre soin de votre bébé et de vous.

Elle ne savait pas à quel point j'avais besoin d'entendre ces mots. Prendre soin de moi, je ne sais pas si c'est une renaissance, mais je me sens comme une enfant qui a besoin d'être réconfortée.

— Merci!

— Nous ne savons pas encore ce qui s'est passé plus tôt, mais nous croyons que vous avez réagi à l'injection. On ne peut pas être allergique à la cortisone, mais on peut l'être à une de ses composantes. La cortisone doit s'amalgamer avec autre chose pour être injectée. Il y a trois produits possibles. Nous allons vous surveiller de près et, dès que j'aurai les résultats du *scan*, je viendrai vous voir. D'ici là, profitez de votre belle visite et continuez de respirer normalement. À plus tard!

— Oui, à plus tard!

— Je pense que t'es bien tombée avec ce médecin, dit Martin.

— Sa voix me rassure.

Martin part quand Mario arrive. J'ai l'impression d'être «veillée». Après avoir raconté l'épisode du matin à Mario, je vois la panique dans ses yeux.

— Comment vas-tu?

— Triste.

— Triste?

Je me mets à pleurer comme une Madeleine.

— J'en ai assez : le stress lié aux centimètres de liquide amniotique, cette chambre qui me donne la nausée. J'ai envie de bricoler avec Angela, de cuisiner, de marcher sur le trottoir. Je veux te voir à la maison, pas toujours dans un foutu lit d'hôpital. C'est difficile, Mario, je pensais qu'ici tout serait parfait.

— Je ne t'ai jamais vue comme ça. Que veux-tu que je fasse?

— Il n'y a rien à faire. C'est pour ça que je ne vais pas bien.

Je lui raconte mon humiliation en passant l'imagerie.

— Ils ont dû reprendre le test trois fois parce que je pleurais trop.

Pour me changer les idées, il me raconte sa journée de travail. À vrai dire, ça ne m'intéresse pas vraiment, j'ai l'esprit ailleurs.

La Dre Cartier entre à nouveau dans la chambre, elle salue Mario.

— Contente que vous soyez là, nous avons à vous parler, mon collègue et moi. Il viendra nous rejoindre dans quelques minutes. Tout d'abord, ce matin, vous avez eu une hypertrophie ventriculaire droite. Votre poumon a enflé, et c'est ce qui a causé l'insuffisance respiratoire. Nous allons arrêter les injections de cortisone. Même si nous n'avons pas de preuve médicale que c'en est la source, nous ne prendrons aucun risque. Nous allons surveiller de près le taux d'oxygénation dans votre sang pour les vingt-quatre prochaines heures.

— Est-ce que ça peut recommencer ?

— Je ne crois pas, mais si votre respiration change, avisez-nous tout de suite.

La porte s'ouvre, et un autre médecin entre. Il doit mesurer au moins six pieds et quatre pouces.

— Voici le Dr Lapointe.

— Bonjour !

— Je suis néonatologiste. En fait, je suis spécialisé dans les traitements respiratoires et thérapeutiques nécessaires aux bébés. Je suis heureux de vous rencontrer. J'ai consulté votre dossier. Nous sommes donc à vingt-quatre semaines de grossesse. C'est la période critique, on doit prendre de grandes décisions.

Mario sort de son silence :

— Que voulez-vous dire ?

Je m'entends dire d'une voix cassée :

— Une autre période critique ?

— Madame Barrette et monsieur Dumont, si ce soir le travail débute, voulez-vous à tout prix que votre enfant survive ?

Silence… Je pense même que nos cœurs arrêtent de battre.

Il nous regarde dans les yeux, à tour de rôle, et nous explique :

— Un prématuré de vingt-quatre semaines a des chances de survie. Mais il n'est pas prêt à venir au monde, et nous devons faire intervenir la science. Dans plusieurs cas, les séquelles sont graves et irréversibles. En cas de complications, est-ce qu'on réanime le bébé ou on le laisse partir ?

Il y a soudain du brouillard dans ma tête. Je ne comprends plus rien. J'ai envie de disparaître, je ne veux pas prendre cette décision. Mario pose plusieurs questions, mais je n'arrive plus à suivre. Mario me serre la main.

— Claude, Claude, est-ce que ça va?

Je réussis à articuler:

— Il doit vivre.

Je ne sais pas ce qui s'est passé, mais je suis maintenant seule avec Mario.

— Là, c'est trop... Ils ont dit que je devais me rendre à vingt-quatre semaines de grossesse, et voilà qu'une question de vie ou de mort repose encore sur nos épaules.

— Je vais faire des recherches ce soir pour en savoir plus. Mais si c'était juste de moi, je voudrais qu'ils sauvent notre enfant.

— Je suis au bout du rouleau, Mario. Trop, c'est trop.

— Claude, ne te décourage pas. Pour l'instant, le bébé va bien. Le médecin parle ici d'une hypothèse. Je ne retournerai pas à Québec, je vais passer te voir en matinée. Tu dois te reposer, ça a été une grosse journée. Oublie ce que le médecin a dit, on va en discuter demain.

— Je suis vidée. Donne-moi mes écouteurs et mon lecteur de CD. Je vais adopter la philosophie des Alcooliques anonymes: vingt-quatre heures à la fois. Bye bye.

Les jours qui suivent sont comme des montagnes russes. Les infirmières me font faire la tournée des bébés prématurés. Je ne sais pas ce que sont les soins périnataux. J'y vois des mini-guerriers, branchés de partout, mener le combat de leur vie. Des parents fatigués et tristes. Après cette visite, j'ai un choc en entrant dans ma chambre restée figée dans les années 1950. J'ai l'impression d'avoir fait un voyage dans le futur en voyant tous ces appareils électroniques maintenir des enfants en vie, puis de reculer dans le temps, comme happée. Cela ne m'aide en rien à me débarrasser de ma tristesse.

Mario et moi décidons que notre enfant devra être réanimé en cas de complications. C'est une drôle de discussion. Nous parlons de la vie d'un être que nous ne connaissons pas. Je me demande si la mort de Noël n'a pas une influence sur notre façon de parler de la vie de cet enfant en devenir. Je pense que, au fond de nous, il nous semble juste impossible d'en perdre deux.

Les semaines qui suivent sont en noir et blanc. J'ai quitté Rivière-du-Loup vers Sainte-Justine en criant victoire et, finalement, il n'en est rien. Mon état est toujours critique. On s'amuse à repousser mon objectif si précieux. La météo n'a jamais eu d'influence sur mon moral, mais la pluie fait de l'ombre dans ma chambre. Je manque de lumière.

Mon amie Hélèna ne va pas bien du tout, elle a peur de commencer ses traitements de chimiothérapie. La bonne nouvelle, c'est qu'elle va habiter chez son père à Montréal puisque ses traitements auront lieu dans un nouveau centre hospitalier. Je vais pouvoir la recevoir dans mon humble demeure. C'est étrange à dire, mais savoir qu'il y a pire que moi me fait du bien. Je sais que je peux soutenir mon amie. Mario tente de me distraire en m'apportant des magazines destinés aux voyages, mais, dans mon état, même le *National Geographic* n'y arrive pas.

Sans prévenir, mon ami François arrive avec six bières et des noix de cajou. Boire une bière pendant une grossesse, rien de très grave, mais boire une bière dans un lit d'hôpital, c'est de l'ordre de la délinquance. Ce soir-là, Mario et moi prenons une pause. Je ne devrais pas le dire, mais je m'offre une deuxième bière !

Par hasard, le lendemain, mon ami Patrick apporte de la Guinness et des chips. Je ne bois que deux gorgées, mais je ne résiste pas au sac de chips.

Après ces visites, je sors de mon mutisme. Je soupçonne mon chum d'avoir lancé un appel à mes amis pour qu'ils me changent les idées. Sa stratégie a fonctionné.

En lisant un article sur les manchots empereurs dans un des magazines que Mario m'a apportés, je trouve un nom à ma fonction. Je suis une couveuse. Comme eux, je protège mon petit. Ils les couvent au-dessus de leurs pieds pour éviter que les œufs touchent la glace et se craquellent. Les mâles n'abandonnent jamais leur fonction jusqu'à l'éclosion. Ce qu'il y a de beau, c'est lors des grands vents. Les manchots s'entraident. Ils ont des tactiques de groupe pour ne pas perdre leur chaleur. Je me sens comme eux. Le sol est l'ennemi numéro un de mon bébé et, sans aide, je perdrai toute ma volonté.

Je me mets en mode préparation pour la venue du bébé. Il ne vivra pas toujours dans mon ventre, je dois penser à sa chambre.

— Mario, achète un Polaroid, prends des photos de la salle de jeu et mesure-la.

— Pourquoi ?

— C'est le temps de préparer la chambre, je vais m'en occuper.

— Ça va ?

— Oui, et il faut aussi penser au 31 décembre et souligner l'arrivée de l'an 2000. Mais avant, il faut décider ce que l'on fait pour les trois ans d'Angela.

— T'es en forme !

Mon père a fait une razzia sur les revues de décoration. Ma mère m'a apporté les couleurs tendance et des échantillons de tissus. Elle me pose une question :

— Pourquoi tu ne demandes pas le sexe de ton bébé ?

C'est vrai qu'au lieu de faire une chambre unisexe, nous pourrions la personnaliser. Même si je suis à vingt-sept semaines de grossesse, il n'en demeure pas moins que je peux encore le perdre. Si je connais le sexe, je lui donnerai un prénom, je l'imaginerai déjà grand... Non, je ne veux rien faire qui pourrait amplifier ma douleur au cas où...

Je réponds à ma mère :

— Doris, tu n'as pas su mon sexe ni celui de Martin, et pourtant tu avais préparé notre chambre. Rappelle-toi que je n'ai pas su le sexe d'Angela. Poursuivons la tradition !

Les travaux avancent à la maison ; mon beau-père et mon chum s'y mettent dès qu'ils ont deux minutes. Mario m'apporte des photos de l'évolution des travaux.

Philippe vient me visiter régulièrement. Chaque fois, je me sens en thérapie. Cet homme sait me poser les bonnes questions.

— Es-tu prête à l'éventualité que ce soit un grand prématuré ?

— Qu'est-ce que tu veux dire ?

— Tu as vingt-huit semaines de grossesse. Si tu accouches aujourd'hui, la vie ne reprendra pas son cours normal.

— Je ne comprends pas pourquoi tu me parles de cette hypothèse.

— Parce que ça peut arriver.

— Ça ne me tente pas d'y penser.

— Pourquoi ?

— Parce que j'ai trop peur que ça arrive si j'y pense trop.

— Je comprends… Tu devrais demander à ton médecin la suite des choses, tu dois t'y préparer.

— C'est vrai que, ces temps-ci, je fais de la projection et j'oublie la réalité. Je suis toujours à la limite acceptable de liquide. Ma situation ne s'est pas améliorée.

— Si je te demande cela, c'est parce que je pense que faire face à une situation imprévue dans ton état actuel pourrait t'amener au bord de l'épuisement. Je te vois avec des photos de la chambre du bébé, tu en parles comme si tout allait bien. Pourtant, tu es alitée et, si tu marches, tu mets sa vie en danger. N'ignore pas tes craintes en t'étourdissant avec autre chose. Pose les vraies questions.

— Tu as raison. J'ai mis des œillères pour me protéger. Je poserai des questions.

Parfois, Philippe m'énerve, il me devine trop. Je ne peux rien lui cacher. Quand le présent est trop lourd, je pars vers le futur. C'est ma fuite, ma façon de m'immuniser contre le doute et l'angoisse.

De plus, j'aime les travaux et le design d'intérieur. Juste à y penser, ça me donne de l'énergie. Au fil du temps, c'est devenu une passion. Je me souviens que, quand nous avons acheté la maison des parents de Mario, celle où il a grandi, nous avons fait des travaux majeurs. La journée où le conteneur a été installé à côté de la maison, j'étais excitée. J'allais avoir mon chantier. Nous avons travaillé avec un menuisier pendant plusieurs semaines. Je n'en garde que de beaux souvenirs.

Hélèna n'a plus de cheveux, elle porte un foulard. Elle est cernée, elle a encore perdu du poids, et même son magnifique sourire s'efface. Après chaque traitement, elle ne va pas bien pendant quarante-huit heures. Actuellement, ses problèmes d'argent la hantent. Elle n'a plus la force de travailler. Elle pense vendre sa maison. Quand elle est avec moi, elle se laisse aller. Les larmes coulent à flots. Je crois que l'énergie du milieu hospitalier n'y est pas étrangère. Dans une chambre d'hôpital, il n'y a aucune distraction. On se parle sans trop se regarder. Mon lit est plus haut que son fauteuil. Chacune à tour de rôle, nous nous racontons nos états d'âme. Ça ressemble aux monologues des personnages de Michel Tremblay. Même si le temps est un enjeu pour les défis que nous avons à relever, il ne l'est jamais lors de nos discussions.

Je l'écoute et je ne peux rien faire devant tant de détresse, à part me révolter contre la façon dont sont traités les malades. Elle ne reçoit plus de prestations d'assurance-emploi. Elle n'a plus de revenus. Elle n'a pas de sous pour se procurer une perruque. Elle a refusé l'argent de son père. Elle est certaine qu'elle ne pourra jamais le rembourser, car elle mourra avant. Elle accepte seulement l'aide dédiée à ses enfants.

— Comment ils réagissent?

— Ils ne me voient jamais pleurer. Quand ils arrivent chez mon père la fin de semaine, je regarde des films avec eux. Je me colle contre eux, je leur dis que je les aime. Je ne suis pas certaine qu'à trois ans Gabriel comprenne l'ampleur de ma maladie. Par contre, les autres en sont conscients. Je sais qu'ils m'entendent pleurer quand je me retrouve seule dans ma chambre. Ils voient aussi leur grand-père avoir les yeux embués. Qu'est-ce que tu veux, il ne peut pas s'empêcher de penser à ma mère. Qu'est-ce que ça me donnerait de partager avec eux ma colère contre la vie? Jusqu'à maintenant, le silence me convient.

— Que t'a dit ton oncologue pour la suite des choses?

— Que je dois terminer cette série de traitements. Si mon corps réagit bien, je serai peut-être en rémission. Le cancer des ovaires est coriace. Je pourrais survivre, mais je n'y crois pas.

— Hélèna, tu ne dois pas dire ça... Accroche-toi. Tu es affaiblie à cause de la chimio. Tu dois reprendre confiance en tes chances de survie.

— Comment?

— Je vais te présenter mon grand ami Philippe.

— Je l'ai déjà rencontré au baptême de ta fille. Il est très bien.

— Est-ce que tu me permets d'organiser une réunion d'urgence ?

— Je ne comprends pas...

— Hélèna, tu dois reprendre confiance en la vie. Je sais que Philippe pourra t'aider. Quand peux-tu revenir ?

Elle hésite un peu :

— Demain.

— Je te demande une chose : ne vends pas ta maison tout de suite. Attends d'avoir un autre avis de ton oncologue. Notre combat n'est pas du même ordre, mais je vais te répéter ce qu'une amie m'a dit : vois ton cancer comme un défi à relever. Ne lâche pas !

— Je ne sais pas comment je vais y arriver.

— Accepte l'aide de ton père.

— Marie-Claude, tout va trop vite. Si tu voyais mon père, tu ne le reconnaîtrais plus. Il a perdu sa belle assurance. Ce n'est pas moi qu'il voit, mais ma mère, celle qui a été sa femme pendant vingt ans. J'ai peur d'accepter son argent pour le moment, il n'est pas dans son état normal. Il n'a pas encore absorbé le choc. Bon, je dois partir, appelle-moi pour me dire à quelle heure venir et j'y serai.

— Hélèna, pourquoi ton père ne serait pas dévasté par la peur de perdre sa fille ?

Elle s'arrête sec. Elle me regarde droit dans les yeux :

— À demain.

Est-ce que je viens de m'embarquer dans quelque chose de trop gros pour moi ? Mon cœur a parlé avant ma tête. Je dois maintenant aviser le principal intéressé. À ce moment, le téléphone sonne. C'est mon amie Marie-France qui habite Drummondville. Elle et moi sommes tombées enceintes presque en même temps. Elle attend des jumeaux, et sa gynécologue a décidé de la faire suivre à Sainte-Justine. Dans deux jours, elle arrivera. C'est incroyable comme le monde est petit. C'est très excitant de savoir qu'elle sera ma voisine.

Je suis soulagée, car Philippe accepte de rencontrer Hélèna. Il est touché que j'aie pensé à lui pour cette délicate intervention. Il faut redonner confiance à Hélèna. C'est évident que c'est le manque d'argent qui la gruge et qui freine sa liberté et son goût de vivre.

Je regarde la télé pour me changer les idées et on ne parle que du bogue de l'an 2000. Le questionnement du jour est lourd de portée : est-ce que les tours de contrôle vont perdre le contact avec les pilotes ? Si oui, il y aura toute une catastrophe. En pensant aux conséquences de cette éventualité, je tombe dans un sommeil profond. L'infirmière me réveille parce que je ronfle trop fort. Ma voisine s'en plaint. Situation très gênante et humiliante, mais je ne peux tellement rien y changer ! En plus, ce n'est pas la première fois.

Mon frère et moi, nous nous sommes moqués de notre père. Nous imitions les variations de ses ronflements. Nous pensions même qu'il était mort quand il cessait de ronfler, mais cette inquiétude ne durait que quelques secondes. Voilà que c'est moi qui ronfle !

Je fais ma toilette. Je demande une chaise supplémentaire et trois verres d'eau. J'espère que cette rencontre sera déterminante pour Hélèna. Elle doit changer la façon de voir sa maladie. Elle n'a certainement rien à perdre. Hélèna arrive la première, Philippe suit quelques minutes après. Je pense qu'il a un choc en la voyant. Elle semble si fragile. Heureusement, ses yeux bleu azur pétillent.

On cogne à la porte de ma chambre, je vois mon médecin et la machine à ultrasons. J'ai une échographie, j'avais oublié. Mes deux invités sont très heureux d'assister à cette manœuvre. Ils posent des questions au médecin, ils essaient de comprendre ce que l'on voit. Le bébé bouge beaucoup. Philippe verse une larme et lance :

— Voilà notre petit trophée.

Je me mets à pleurer. Hélèna aussi. Même la Dre Cartier a les yeux pleins d'eau. Elle nous regarde et nous dit que tout va bien, même si la quantité de liquide est toujours au minimum acceptable pour la santé du bébé.

— Ton bébé a maintenant vingt-neuf semaines. Ça fait treize semaines que tu es alitée. Je te lève mon chapeau !

Voilà, nous pleurons en chœur. La Dre Cartier est intriguée par la condition d'Hélèna. Elle lui demande si son foulard est une conséquence de la chimio. Elles entament une longue discussion sur les effets secondaires de ce type de traitement. Pendant ce temps, Philippe me flatte le ventre. Voir le bébé en noir et blanc l'a remué. Il me donne un baiser sur le front et part chercher du café. Quelques minutes plus tard, le médecin quitte la chambre en donnant ses coordonnées à Hélèna. J'imagine qu'en tant que gynécologue elle peut lui fournir de l'aide.

De voir ce petit bébé bouger nous a mis dans un état de bien-être que je n'ai pas connu si souvent. Philippe et Hélèna sont dans leur fauteuil au pied de mon lit. Les deux consentent à ce que je prenne part à la discussion. Philippe mène cette rencontre de main de maître. Il demande à Hélèna d'écrire ses états d'âme sur une base quotidienne. Elle doit reconnaître les moments où elle prend du mieux en se donnant des points de référence. Elle doit demander de l'aide et dire oui à celle qu'on lui offre, tant sur les plans financier qu'organisationnel. Elle doit alléger son quotidien pour avoir l'énergie qui lui permettra de passer au travers. Il lui fait clairement comprendre que le cancer est extérieur à elle. Elle doit le combattre. Elle doit se visualiser sans lui. Selon Philippe, il est trop tôt pour préparer ses enfants à son départ. Il insiste sur ce point.

— Tu ne peux pas être la première à abdiquer, tu dois être la dernière !

Hélèna écoute religieusement chacun des mots de Philippe. Elle ne semble pas apaisée. Elle lui confie, avec des trémolos dans la voix :

— Je m'en veux, j'aurais dû consulter un médecin avant. J'avais des prédispositions héréditaires. Ma mère est morte à trente-huit ans. J'ai l'impression de mériter ce qui m'arrive.

— Hélèna, tu ne peux rien changer à tes décisions passées, mais tu as beaucoup d'emprise sur le présent. La culpabilité entraîne de l'angoisse. Tu dois faire la paix avec ton passé.

Philippe prend une pause. Il sort un cahier et un coffret de son sac à dos, et les remet à Hélèna.

— Je te donne une tâche. D'ici notre prochaine rencontre, je veux que tu me décrives avec le plus de détails possible les trois scénarios suivants. Le premier : dès l'apparition d'un symptôme, tu vas consulter. Que se passe-t-il après ? Le deuxième : raconte ton histoire telle qu'elle est. Raconte aussi comment tu veux qu'elle se termine. Le troisième : tu consultes au moment où il n'y a plus rien à faire. Que se passe-t-il ?

— Pourquoi faire ça ?

— Je te le dirai une fois que tu l'auras fait. Je pense que la séance est terminée. Je te sens fatiguée.

— Merci, je vais faire mes devoirs. Tu veux donc me revoir.

— Absolument, tu peux venir chez moi. Je te l'offre à titre d'ami.

— Je ne te dis pas non !

C'est étrange. J'ai oublié que j'étais avec eux, j'avais l'impression de regarder la télé. Je pense qu'eux aussi m'ont oubliée. Dès qu'ils se lèvent, nous nous rappelons que nous sommes trois. Ils me remercient pour cette initiative. Hélèna semble bien. Ils m'embrassent et ils quittent la chambre.

Après leur départ, je remercie la vie. Je suis entourée de belles personnes. J'ai atteint vingt-neuf semaines de grossesse, et mon bébé et moi devrions finir le combat dans quelques semaines. J'ai hâte de le voir, de le toucher, de le sentir et de l'entendre pleurer. J'ai le goût de lui acheter de petits pyjamas, des cache-couche et des jouets. Tout à coup, il prend vie. Je m'autorise enfin à me dire que je suis à quelques semaines de relever cet immense défi. Il y a aussi quelque chose de marquant, il a le même nombre de semaines que Noël à sa naissance. Dans quelques jours, ce bébé sera plus vieux que son frère.

Je suis fière de moi… Je ne me souviens pas de l'avoir déjà été. Un jour, j'ai gagné un concours d'art oratoire. Au lieu d'être fière, je consolais celle qui était arrivée en deuxième position. J'ai souvent été fière, mais collectivement, et non de façon individuelle. Je dois noter cette première dans mon calepin. Je dois aussi noter que la culpabilité génère de l'angoisse.

Cette journée est marquée dans ma mémoire. Je m'endors en pensant à deux choses : ne pas ronfler et nous devons être les derniers à abdiquer lors de nos combats.

CHAPITRE 6

Angela vient me visiter les trois jours suivants. Ce petit bout de femme est étonnant. Elle placote sans arrêt. Elle est fière de ne plus porter de couche la nuit.

— Maman, c'est juste les bébés qui ont des couches.

Elle m'annonce ce qu'elle veut pour son anniversaire : un lit de grande fille, une trousse de maquillage et une poupée-bébé.

— Mais, maman, comment tu vas acheter mes cadeaux ? Pépé et mémé sont pas capables, pis papa non plus.

Ma mère a la solution : elle apporte le catalogue Sears. Angela regarde attentivement les pages et y encercle ce qui l'intéresse. Elle me remet le catalogue. Elle est très soulagée. Je sens que je commence à lui manquer, mais elle ne le dit pas. Elle est mature, elle fait sa part de sacrifices. Je ne sais pas trop si les heures passées avec elle me font du bien. Je m'ennuie beaucoup. Les deux derniers matins, elle m'a coiffée et maquillée. Elle a lavé mes jambes, mes bras, mon ventre et mon visage. Elle a choisi mon pyjama. Elle est allée avec son père me chercher un dîner à son restaurant préféré : McDonald's. Pour la première fois, j'ai failli prendre ce repas assise, mais j'ai pensé aux images de l'échographie et je me suis calmée.

Mario semble fatigué, il vient de terminer une tournée du Québec. Nous sommes comme Angela : nous avons hâte que ça finisse, mais nous n'osons pas le dire. J'imagine que de voir son amoureuse couchée dans un lit en métal, toujours habillée en mou, avec une repousse de cheveux, ça n'a rien de bien excitant. Mais je ne me vois pas en déshabillé dans mon lit d'hôpital. Je n'ai pas de solution pour mon allure physique. Je n'ose pas lui en parler. Je me demande si la vie reprendra son cours comme avant.

Est-ce que Mario va faire un *burnout* à l'arrivée du bébé ? Est-ce que j'aurai des séquelles à la suite de cette immobilité ? Est-ce que je serai paresseuse, après tous ces mois à me faire servir ?

L'angoisse du retour s'installe tranquillement. Je m'attache à cette chambre déprimante. Maintenant, pour moi, des rôties, c'est rigide et froid, et un café, c'est une boisson comme une autre. J'ai l'impression de me détacher de ce que j'aime. Je n'ai besoin de rien de matériel. J'ai besoin de ceux que j'aime. Quand je ferme les yeux, je ne pense pas à mes beaux sofas ou à ma belle tapisserie. Non, je vois des visages défiler. Je ne me comprends plus. Est-ce que je médite sans le savoir ? J'ai toujours eu besoin de tant de choses, je suis une consommatrice assumée. Je ne vais jamais faire de courses si ce n'est pas essentiel. Ce n'est pas par manque de temps, mais j'ai une facilité à me créer des besoins qui sont souvent discutables.

Un jour, je suis allée au marché aux puces et j'y ai acheté un album de photos qui datait de 1920 ou 1930. Arrivée à la maison, j'étais fière de montrer ma trouvaille à Mario. Sa question a été :

— C'est qui, les gens sur les photos ?

Je n'en avais aucune idée :

— Ce n'est pas important, c'est une antiquité, ça va bien aller avec la maison.

Je voyais l'incompréhension dans ses yeux. Il avait conclu en disant :

— Tu veux que l'on regarde un album de photos de gens inconnus… Claude, ça n'a juste pas de sens !

Pour le bien de notre couple, je n'ai jamais osé lui dire le prix de cet album. J'y repense aujourd'hui, et c'est vrai que c'était absurde. Quand les visiteurs me demandaient si c'étaient des membres de ma famille ou de celle de Mario et que je répondais par la négative, ils déposaient l'album là où ils l'avaient pris. C'était sans intérêt. J'ai l'impression que je serai différente à ma sortie. Je deviendrai une sœur économe ; c'est Mario qui sera content !

Je fais des blagues, mais je commence à prendre conscience que ces semaines de vie à l'horizontale auront été salutaires. Je réalise à quel point Mario et moi sommes soudés. Notre couple est plus solide que je le pensais. Plus le temps passe et plus je l'aime. J'admire sa détermination et sa confiance en lui. J'écoute les nouvelles chaque jour et j'entends ce que les autres disent de lui. Je dois changer de chaîne, sinon mon utérus va se mettre à se contracter. Pourtant, Mario ne parle jamais de cela. Pour lui, l'important, c'est sa famille. Ce que les autres pensent ou disent, c'est leur affaire.

Ça me rappelle que Mario joue au golf depuis qu'il est tout petit, alors que moi j'ai commencé à jouer à vingt-cinq ans. Notre niveau de jeu n'est pas le même. Un jour, nous jouions avec deux autres personnes meilleures que moi. Les autres joueurs s'impatientaient. L'un d'eux me demandait à chaque trou de prendre ma balle parce que je ralentissais trop le jeu. J'étais très gênée. Je me suis donc penchée pour la ramasser, mais Mario m'a dit:

— Non, laisse ta balle au sol et frappe-la comme tout le monde.

Il a regardé l'homme droit dans les yeux en lui rappelant que j'avais payé mon droit de jeu comme les autres. J'étais stressée chaque fois que je levais un de mes bâtons, mais j'ai terminé la partie. Par la suite, je me suis toujours tenue debout devant les gens qui sont intransigeants par pur égoïsme. On ne doit pas s'en laisser imposer par les autres, on doit prendre sa place. Une vraie leçon de vie que Mario m'avait donnée ce jour-là.

Je regarde les pages du catalogue, auxquelles Angela a ajouté de la couleur. Je remarque qu'elle a encerclé des lits et des couvre-lits. Elle veut sortir de la petite enfance. J'appelle Mario:

— Salut! Comment ça va?

— Très bien. Est-ce qu'il y a quelque chose de nouveau?

— Je pense que l'on devrait redécorer la chambre d'Angela. Elle aurait une super belle surprise à son retour.

— Elle te l'a demandé?

— Si je me fie à ce qu'elle veut pour son anniversaire, une nouvelle chambre la comblerait. J'ai juste besoin d'un budget et, pour le reste, je m'arrange.

— Je t'écoute parler… Es-tu toujours à l'hôpital? me demande-t-il, étonné.

— Ben oui!

— Comment vas-tu te débrouiller?

— Ne t'en fais pas. Donne-moi un budget et je m'occupe du reste.

— Je suis dans le jus par-dessus la tête, on en reparle ce soir.

— Bonne journée!

J'ajoute à mon calepin: «Repenser la déco de la chambre d'Angela.» Il y a déjà celle du bébé à finir. C'est excitant de revenir dans une maison avec du nouveau!

Finalement, je suis pas mal occupée. J'ai le vent dans les voiles, je m'imagine à la maison avec Mario et les deux enfants… Quelle belle vie! Le néonatologiste me fait toutefois déchanter.

— Bonjour, Marie-Claude. Comment allez-vous?

— Super bien, je sens que la fin approche.

— Ne sautez pas d'étape. Si vous mettez votre bébé au monde aujourd'hui, vous êtes consciente qu'il sera prématuré. Votre enfant devra rester ici des semaines. Vous devrez demeurer dans la région pour le visiter chaque jour, et vous ne pourrez pas retourner à la maison.

— Est-ce que vous me chicanez? Si oui, j'ai un ami qui l'a déjà fait. Il trouve, comme vous, que je pense trop à la fin de ma grossesse.

— Vous devez être consciente qu'il y a encore plusieurs étapes à franchir avant de crier victoire. À partir de la trente-quatrième semaine, vous pourrez le faire, mais, avant, ce n'est pas approprié. Je venais vous dire que, demain matin, vous passerez une échographie complète pour qu'on évalue la santé du bébé. Je serai présent.

— Est-ce que je dois m'inquiéter ?

— Non, mais je vous conseille de maintenir votre discipline. Elle est essentielle pour le bien-être de votre enfant. Bien honnêtement, j'ai rarement vu des mamans aussi constantes dans cette période extrêmement difficile, et ce, à plusieurs points de vue. Je veux juste que vous compreniez l'importance de ne pas trop vous agiter pour encore quelques semaines. Vous devez honorer vos propres efforts. On se voit demain !

— À demain.

Est-ce que j'ai plus de risques de le perdre si je crois que ça va bien aller ? C'est évident que je vais demeurer à Montréal si mon bébé est à Sainte-Justine. Une chose dont je ne doute pas, c'est de ma capacité d'adaptation. Probablement que je n'ai pas l'air assez déprimé. La prochaine fois, je serai moins souriante et enjouée, je pense que ça va le rassurer. Faut croire que je fais partie de la catégorie des optimistes.

L'échographie est longue, mais le résultat, encourageant. J'ai un peu plus de liquide que d'habitude, c'est-à-dire neuf centimètres cubes. Ce jour-là, je ne ronfle pas, mais je chantonne, ce qui ne dérange pas les autres. J'appelle tout le monde pour annoncer la bonne nouvelle. Hier, Mario m'a donné un budget. Je téléphone donc à une décoratrice que je connais bien pour qu'elle m'aide. Elle connaît aussi bien le père de Mario, et ils vont travailler ensemble. Je suis soulagée.

La porte s'ouvre, et des fleurs apparaissent. Mario arrive par surprise. Lui aussi voit la lumière au bout du tunnel. Nous nous approchons de l'objectif, nos efforts portent leurs fruits. Cette échographie nous rend heureux. C'est une soirée où la chambre respire le calme et l'amour.

Les travaux vont bon train, mais je sens que tout le monde autour de moi est fatigué. Je n'ose plus rien demander. Mon amie Marie-France habite à deux chambres de la mienne, mais ni l'une ni l'autre ne pouvons nous déplacer. Hélèna ne va pas très bien, les traitements l'épuisent complètement. Elle ne peut plus venir me voir à l'hôpital, car son système immunitaire est trop faible. Philippe est en vacances à l'extérieur du pays. Une amie m'apporte une dizaine de livres en pensant faire une bonne affaire, mais c'est difficile pour moi de lire à horizontale. La Dre Cartier sent ma baisse d'énergie. Elle a peur que je sombre dans une profonde dépression. Elle me fait une offre très surprenante.

— As-tu de la famille qui habite à moins de dix kilomètres de l'hôpital ?

— Non !

— Des amis de qui tu es très proche ?

— Oui… il y en a un.

— Si tu m'assures que tu pourrais demeurer alitée chez quelqu'un que tu connais bien et qui prendra soin de toi, je te donnerai ton congé à la trente-deuxième semaine c'est-à-dire dans quinze jours.

— Et mon bébé?

— Chaque jour, une infirmière ira vérifier tes signes vitaux et te faire une prise de sang.

— Pourquoi?

— Je m'inquiète pour toi. À cette étape-ci, ton moral est la clé du succès. Tu dois tenir le coup. Le milieu hospitalier n'est pas reposant. Nous ne sommes plus aux fameux 2 % de chances de sauver ton bébé. Tu peux te permettre de sortir, mais avec plusieurs contraintes. Ainsi, tu pourras passer du temps de qualité avec ta fille avant que le deuxième arrive.

— C'est sérieux? Je pourrai vraiment quitter l'hôpital dans deux semaines?

— Oui, avec surveillance médicale quotidienne.

— Je vais parler à mon ami Philippe, que vous avez rencontré l'autre jour, lors de l'échographie. Il revient de vacances dans deux jours.

— Je te souhaite que ça fonctionne!

— Merci!

Je ne savais plus quoi penser. Je me fais disputer quand je vais bien, et on me vire quand je vais mal. Peut-être qu'ils ont hâte que je quitte l'étage. Est-ce une façon de me mettre à la porte? Ils ont probablement besoin du lit pour une autre maman. Je devrais être excitée, mais je me sens rejetée. On me montre la porte, un point c'est tout. Je pleure. Il faut que je me quête un lit dans un rayon de dix kilomètres de l'hôpital. Tout allait bien, et voilà que je suis chassée. Ça me rappelle les moments où mes parents m'annonçaient que nous allions encore déménager.

Souvent, j'étais bien et j'aimais mes amies. Un départ qui m'a marqué est celui de Saint-Félicien. J'y étais arrivé au cours de ma deuxième année du primaire. J'ai tout de suite aimé Carole, mon enseignante. J'aimais l'appartement dans lequel nous vivions et je m'étais fait de bonnes amies. Au début de ma troisième année, j'étais fébrile à l'idée de revoir mes amies, de suivre des cours de solfège. Pour la première fois de ma vie, je faisais partie d'un groupe. On avait oublié que j'étais la nouvelle. J'étais Marie-Claude, comme il y avait Isabelle, Nathalie ou Martine. J'étais comme tout le monde. À quelques jours de mon neuvième anniversaire, mes parents m'ont annoncé que nous déménagerions le 25 janvier, le lendemain de mon anniversaire. Je ne voulais pas, je voulais arrêter le temps. J'ai pleuré, pleuré et encore pleuré. En plus de quitter un milieu rassurant, je savais que j'allais une fois de plus être « la nouvelle ».

Mon enseignante, avec l'aide des élèves, a décidé de me préparer une fête surprise lors de mon dernier après-midi avec eux. Cette journée-là, il y a eu une tempête et il n'y a pas eu d'école. Je n'ai jamais dit au revoir à mes amies et à mon enseignante. Pourtant, le lundi suivant, j'étais dans une nouvelle école, trimbalant au plus profond de mon être ma première grande peine due à une rupture involontaire. Vingt ans plus tard, je ne suis toujours pas en paix avec cet épisode dramatique.

Aujourd'hui, la Dre Cartier joue le rôle de mes parents. Elle m'annonce que je dois quitter un lieu sécuritaire, auquel je me suis attachée. Malgré mes limites physiques, je me suis créé un monde dans lequel je suis bien. Je dois préparer mon départ involontaire.

L'infirmière vérifie ma pression comme chaque jour, mais, cette fois-ci, elle est trop haute. Elle me donne un Ativan pour me permettre de dormir et elle espère que ma pression reviendra à la normale. À mon réveil, j'écris dans mon calepin : « Préparer mon départ. » Puis, je décide de remplacer le mot « départ » par « arrivée » : « Préparer mon arrivée. » Je souhaite que Philippe accepte ma présence.

Mario prend la nouvelle comme un soulagement. Il est certain que notre ami va vouloir me recevoir. Pour lui, c'est un retour à la vie normale. Il a raison. Mais il n'en demeure pas moins que je me suis attachée au milieu hospitalier.

Mon amie Marie-France me rend visite. Elle aussi a eu son congé, à la condition qu'elle reste alitée. Une infirmière viendra quotidiennement faire son suivi médical. Son mari a loué un appartement, et elle est très heureuse de quitter l'hôpital après seulement quelques jours. Elle part le sourire aux lèvres. À voir son bonheur, je suis troublée par ma propre réaction. Marie-France ne semble pas se sentir rejetée.

Je relis les notes dans mon calepin. Les travaux avancent, je respecte le budget pour une fois, et il faut que je dise à ma mère d'acheter des vêtements d'hiver et des bottes à Angela. Il faut aussi acheter un autre siège d'auto. Ma grande préoccupation est ma repousse de cheveux. Un jour, je tente de me laver la tête. Résultat : le lit est plus propre que ma chevelure. J'ai renversé l'immense bol d'eau savonneuse sur le matelas. L'infirmière me gronde. Elle a raison, j'aurais dû demander de l'aide. Ma réticence tient au fait que je ne suis pas malade. J'ai seulement une petite fissure dans ma poche de liquide amniotique. Je ne suis pas dans un spa où l'on paie pour se faire bichonner, mais bien dans un hôpital. Il y a tant d'enfants et de mamans qui ne vont pas bien autour de moi, je ne peux pas leur voler du temps pour la coquetterie. Quand j'explique mon raisonnement à l'infirmière, elle s'assoit sur mon lit et elle me regarde droit dans les yeux :

— Quand on accepte d'hospitaliser un patient, nous acceptons d'en prendre soin. Laissez-nous faire notre travail, Marie-Claude, nous sommes en mesure d'évaluer les demandes et d'établir les priorités. En d'autres mots, si nous n'avons pas le temps ou si nous trouvons votre demande exagérée, nous allons vous le dire.

Moi, je n'ai qu'une demande, et j'ose enfin la formuler :

— Est-ce que vous pouvez me colorer les cheveux ?

— Non, malheureusement, mais vous les laver, ça, oui !

Bon, je ne suis pas plus avancée. Comment arriver à me colorer les cheveux dans cette position ? Plus je regarde la belle chevelure d'Isabelle Maréchal aux *Copines d'abord*, plus je suis désespérée par mon allure négligée. Le pire, c'est quand il y a une publicité de colorant pour cheveux. Tout a l'air si simple pour l'appliquer, et pourtant… «Mieux vaut avoir l'air négligé avec un bébé que fière et sans bébé.» Je me répète cette phrase pour passer à autre chose, mais ça demeure difficile. Des fois, je me regarde avec un miroir que je tiens au-dessus de ma figure. Ce que je vois laisse à désirer. Un visage rond parsemé de taches rosées. Ma peau est tirée de chaque côté de la bouche, ce qui me donne l'impression d'avoir trop de dents. Mes cheveux sont tout plats sur ma tête. Il n'y a pas autre chose à dire sinon que je «fais dur».

Philippe accepte de m'héberger. Il ne cache pas son inquiétude en cas d'accouchement prématuré. Mon départ de l'hôpital aura lieu dans dix jours. Je prépare ma sortie. Mon médecin m'a autorisé deux balades en fauteuil roulant. Elle veut s'assurer que la brèche ne s'est pas agrandie. Première balade avec mon frère. On se rend au guichet automatique au rez-de-chaussée de l'hôpital. Martin m'installe confortablement dans un coin face au mur et il s'en va pour faire la file. J'ai l'impression d'être en punition. Toute une balade! Quand il revient dix minutes plus tard, il ne comprend pas mon fou rire.

— Tu aurais pu me tourner!

— Désolé, je n'y ai pas pensé. En plus, tu ne pouvais rien faire, le médecin t'a interdit de toucher les roues pour ne pas forcer.

— Ce n'est pas grave, mais je réalise que je suis pas mal dépendante des autres.

Seconde balade, ma belle-sœur m'emmène à la boutique. Cette visite aurait dû être filmée. Je ne sais pas combien d'objets je fais tomber. Le fauteuil roulant est de la même largeur que les rangées. Il faut beaucoup de précision et d'agilité à celle qui me pousse. Dès qu'elle tourne le fauteuil, elle est incapable de le remettre droit, ce qui a pour résultat qu'elle me pousse directement dans les étagères. Je vois les toutous et les magazines de près ! Nous quittons la boutique après nous être excusées d'avoir renversé un seau rempli de bouquets de fleurs. Pour se racheter, ma belle-sœur me propose d'aller faire un tour dehors. Je dis non assez rapidement. Je tiens à ma vie. Le lendemain, j'ai plusieurs bleus sur les tibias et les bras.

L'échographie qui suit mes deux aventures me rassure quant à mon départ. La quantité de liquide demeure stable.

Chapitre 7

Enfin, je respire l'air frais. Je quitte mon fauteuil roulant pour la voiture et, de la voiture, je passe à ma nouvelle demeure. Mes parents, Angela et Philippe sont là pour me recevoir. Rapidement, je m'étends sur le sofa. Je sens du liquide s'échapper entre mes jambes. Je ne laisse pas paraître mon inquiétude. Le trajet en voiture, puis les marches à monter, c'est beaucoup pour mon utérus. Angela me change vite les idées. Elle m'apporte un grand bol de salade et un rouleau de papier hygiénique en me disant :

— Ça, maman, c'est pour faire ton pipi.

Tout le monde rit, sauf Philippe. Je le rassure :

— Philippe, le médecin m'autorise, jusqu'à preuve du contraire, à me rendre à la salle de bain pour mes besoins.

— OK, je ne me voyais pas trimbaler la cuvette…

Tout le monde éclate de rire.

— Mais c'est la seule permission que j'ai.

— Maman, tu vas faire pipi dans les toilettes comme moi !

— Oui, ma chérie !

Je constate rapidement que le milieu hospitalier était plus adéquat pour ma situation. Une chance que Mario et mes parents sont là la première journée. Ils doivent faire des courses pour moi, entre autres des bottes. Au début de décembre, les sandales c'est hors saison. Ils m'achètent aussi un oreiller, des couvertures, des tonnes de magazines et Tomb Raider, un jeu vidéo que je n'ai jamais osé me procurer par peur d'oublier tout le reste et de me consacrer uniquement à cette aventure. Philippe s'occupe du côté culinaire. Angela et moi écoutons des films. La facilité avec laquelle un enfant peut regarder le même film dix fois de suite est fascinante. Elle anticipe ce qui va arriver comme si elle ne le savait pas et elle a hâte! Ça fait du bien de la voir en pyjama, assise par terre, entourée de coussins. À l'hôpital, je la voyais plus vieille qu'elle ne l'est en réalité. Elle est si jeune et si mature. Par exemple, elle était triste que je n'aie pas pu assister à la fête que mes parents ont organisée pour son anniversaire. Elle m'a seulement dit:

— Tu dois être triste de ne pas avoir été là.

J'ai répondu oui, mais j'ai deviné ce qu'il y avait à comprendre. Quand elle est venue le lendemain, le personnel a été incroyable et a décoré ma chambre. Sur ma porte, on a inscrit: «Bonne fête Angela.» J'avais des cadeaux pour elle et Mario avait apporté un gâteau décoré de princesses. Quand elle est repartie, elle a demandé à son père si j'allais encore être dans cette chambre quand elle aurait quatre ans. Elle ne comprend pas tout à fait ce qui se passe.

Le lendemain matin, je me réveille aux aurores. J'ai dormi sur le sofa, je n'ai pas osé marcher jusqu'à mon lit. Je regarde l'appartement de Philippe. Il a beaucoup de goût. Tout est beau chez lui. C'est facile de se relaxer, on est loin des barreaux de la fenêtre de ma chambre d'hôpital. Il vit seul. Pourtant, il a tellement à offrir.

J'attends qu'il se lève pour bouger. Ses planchers craquent, je ne veux pas le réveiller. Une heure plus tard, il se pointe dans la cuisine. Je vais rapidement faire ma toilette, avec une immense culpabilité, même s'il ne m'est plus interdit de me lever un peu. Je ressors et me recouche dans le salon, et une odeur de café m'envahit. J'avais oublié ce bonheur matinal. Philippe vient me servir cet élixir. Je lui demande s'il a une paille.

— Non… mais donne-moi une minute.

Il met son manteau, sort et revient avec plusieurs pailles. Le resto du coin a fait une bonne action. Je me brûle la bouche ; je ne me rappelais pas qu'un café pouvait être chaud à ce point.

Philippe s'en va en me laissant les journaux et la glacière contenant mon lunch. Je regarde les grands titres et je m'attarde aux petites annonces du journal *Voir*. Il y a une section « Rencontres ». J'encercle trois annonces, que je montrerai à Philippe ce soir. L'infirmière arrive. Elle se nomme Dominique. Très sympathique, cette femme. Elle revient de chez mon amie Marie-France et me dit que cette dernière aura une césarienne d'ici quelques jours, avant que le col de l'utérus commence à se dilater. Elle vérifie mes signes vitaux et me fait une prise de sang. Elle reviendra demain.

Après son départ, j'ai envie de marcher et de sortir. Personne ne me surveille, personne ne le saurait. Ça me ferait du bien. Il neige un peu. Je me lève, je tente de mettre mes nouvelles bottes. Comme j'ai les pieds enflés, elles sont trop petites. Je ne peux donc pas sortir. Je n'ai que des sandales, et le risque de tomber est beaucoup trop grand. Je ne suis pas bien. Je pourrais me lever pour préparer du café, ce n'est pas très long. Il y a une guerre dans ma tête : dois-je penser au bébé ou à moi ? Je me fais peur. J'appelle mes parents pour leur demander de venir me tenir compagnie. Ils sont tellement compréhensifs ! Une heure plus tard, ils sont là avec la petite. Je parle à ma mère de l'angoisse qui m'habite. Demeurer couchée sur un sofa, ça n'a pas de sens. Elle me répond à la blague :

— En tout cas, moi, je le ferais quelques jours si je pouvais.

Le pire, c'est que, moi aussi, je me disais souvent cela. Maintenant, je porte le poids de la vie d'une autre personne.

Mon père branche la PlayStation, et je tente de jouer à Tomb Raider. La télé est trop loin, alors mon père l'approche. Philippe sera étonné de la voir au milieu du salon.

Angela me brosse les cheveux.

— Pourquoi tes cheveux poussent pas de la même couleur que les autres ?

— Tu as de bons yeux pour voir ça !

— Maman, tu fais une blague. Ce n'est pas de la même couleur.

— Tu as raison, je vais essayer de trouver une solution.

— Je peux les colorer.

— Non, laisse-moi faire, petite cocotte d'amour. Habille-toi, pépé et mémé t'attendent.

— Est-ce que je peux rester avec toi ?

— Dans trois dodos, papa va revenir et tu vas pouvoir faire trois dodos ici avec nous.

— Bisou !

— Je t'aime, mon bébé !

Ma famille s'en va une fois que tout va bien. C'est un peu gênant à dire, mais j'avais hâte qu'elle parte pour jouer à mon jeu vidéo. Cette passion a débuté il y a moins d'un an. Un matin, je regardais à la télé le chroniqueur des nouvelles technologies, Dominique Arpin, parler avec passion des jeux vidéo. Il proposait la console de jeux PlayStation et le jeu d'aventures Riven. En voyant les images, j'ai été totalement séduite par cet environnement. Je ne pensais pas y pénétrer si rapidement, ni surtout dans un contexte aussi tragique.

Quelques jours après la campagne électorale de 1998, Mario était en réunion pour en dresser le bilan. Moi, j'avais une échographie, j'en étais à la vingt-sixième semaine de grossesse. Je retombais tranquillement sur mes pattes après cette éprouvante période électorale. Il était temps que je me mette à penser au nouveau membre de la famille, qui était en route. Il aurait besoin d'une chambre et de vêtements. Cette échographie était attendue puisque, la dernière fois, le médecin n'avait pas bien vu les chambres du cœur. Il s'était voulu rassurant, mais, depuis ce jour, j'avais un doute quant à l'état de santé du bébé. Je me suis donc rendue à l'hôpital en me disant que j'en ressortirais plus légère et que mes doutes se dissiperaient. Le contraire s'est produit. Le radiologiste ne distinguait plus rien.

Il m'a seulement dit que ma gynécologue allait me rappeler rapidement. Vers 19 heures, Judith a téléphoné à la maison. J'ai senti au son de sa voix qu'elle était contrariée.

— Il y a un problème, il faut en savoir plus sur la condition du bébé. Est-ce possible pour Mario et toi de vous rendre à l'hôpital Saint-François d'Assise à Québec… demain… matin?

— C'est grave?

— Je ne sais pas encore, mais ça annonce des difficultés. On doit comprendre pourquoi on n'arrive plus à voir le bébé. Il est vivant, son pouls est même très bon. À Québec, c'est un centre spécialisé en grossesses à risque. Ils sont plus outillés, et il y a d'excellents spécialistes. L'idéal, c'est que vous soyez là vers 10 heures.

— J'y serai, en souhaitant que Mario y soit aussi. Il est à Montréal.

— Marie-Claude, il doit être avec toi.

— Je comprends.

— On se reparle demain. Tu as mon numéro, appelle-moi si tu as des questions.

— Merci.

Sans prendre le temps de réfléchir, j'ai téléphoné à Mario et je lui ai expliqué la situation. Il était en réunion, et un de nos amis, Réal, qui y assistait, est urgentologue. Mario lui a demandé des explications. J'ai entendu notre ami répondre:

— Ce n'est pas bon signe. Ce qui permet de bien voir le bébé, c'est le liquide amniotique. Ça veut donc dire qu'il n'y en a pas. On peut penser que les reins du bébé, qui fabriquent ce liquide, ne fonctionnent pas bien.

Après ce pronostic, Mario et moi nous sommes donné rendez-vous le lendemain à 9 h 30, à l'hôpital.

J'ai tenté de rester positive, mais, dès qu'Angela s'est endormie et que tout a été réglé avec la gardienne, je me suis mise à pleurer. J'ai pleuré toute la nuit.

Le lendemain, les deux heures de route, seule dans ma voiture, ont été aussi éprouvantes. Qu'allions-nous apprendre ? Je regrettais de ne pas avoir de cellulaire. J'aurais dû écouter Mario et m'en procurer un. Jusqu'à ce moment-là, je trouvais que c'était une dépense inutile ! J'avais besoin de parler pour cesser de pleurer. À mon arrivée, j'ai vu Mario de loin. Quand nos regards se sont croisés, les mots n'étaient plus nécessaires. Les traces de notre inquiétude étaient facilement détectables. Nous sommes entrés à l'hôpital main dans la main, prêts à affronter la situation. Première étape, nous avons rencontré le spécialiste dans la salle d'échographie. Il a mis du gel sur mon ventre, a pris sa sonde et a fixé l'écran. Le tout a duré moins d'une minute. Il a tout fermé et il nous a regardés tour à tour, en nous disant :

— Allez manger quelque chose, on se revoit à 14 heures. D'autres spécialistes seront présents.

— Vous êtes sérieux ?

— Écoutez, je ne vois presque rien à l'écran. Je n'arriverai à rien seul, j'ai besoin de mes collègues.

— C'est grave ? demande Mario

— Disons que cela n'annonce rien de positif.

— Est-ce que le bébé est vivant ?

— Oui, mais il peut être en danger. On se revoit cet après-midi.

Quand nous sommes sortis de la salle d'examen, des patients ont reconnu Mario et lui ont demandé ce qu'il faisait de bon à l'hôpital. Drôle de question, tout de même. Heureusement que nous avons un condo près du Parlement. Nous avons pu y reprendre nos esprits. Nous devions retrouver notre calme pour passer à la deuxième étape.

La salle d'échographie utilisée cet après-midi-là était plus grande. Il y avait trois hommes et deux femmes. Ils se sont présentés à tour de rôle, mais je n'ai rien entendu. Je me suis couchée sur la civière, et Mario a dû s'asseoir à l'autre bout de la salle, faute d'espace, puisque les médecins entouraient mon lit de fortune. Cela a duré deux heures. On me pesait sur le ventre avec la sonde pour tenter d'y voir quelque chose. Ce que nous entendions était complètement irréel : la colonne était séparée en deux, le cervelet n'était pas fermé, les reins étaient anormaux, les poumons n'étaient pas développés… Ils ne cessaient de prendre et de reprendre des mesures. J'étais désemparée. L'évidence était difficile à nier. Après, il y a eu une rencontre avec le Dr Bureau, qui nous a proposé de revenir quatre jours plus tard, soit le dimanche, pour mettre un terme à ma grossesse. Il y avait deux hypothèses, trisomie 13 ou trisomie 18. Dans les deux cas, les chances de survie étaient nulles. Nous sommes partis dans nos voitures respectives vers Cacouna. Avoir un petit être en soi qui ne cesse de bouger et décider de mettre fin à ses jours, ce n'est pas facile à accepter. J'étais en colère.

Les jours qui ont suivi ont été très difficiles. Angela nous parlait sans cesse de ses cadeaux de

Noël. Mario avait plusieurs choses à régler sur le plan professionnel, car nous venions tout juste de sortir d'une campagne électorale. Je ne parvenais pas à l'annoncer à mes parents, je vivais cette épreuve comme un échec. Qu'est-ce que j'avais pu faire de mal pour que ça arrive? Je repensais à chacun des jours de cette grossesse pour trouver la faille. Le dimanche, nous nous sommes présentés à l'hôpital, j'avais ma valise ne contenant pas de pyjama pour le bébé.

Le Dr Bureau et son collègue nous attendaient à l'entrée du département d'obstétrique. Coup de théâtre, ils préféraient que je passe une amniocentèse pour être certains du diagnostic avant de mettre un point final à cette vie que je portais. Nous avons dû revenir le lendemain matin pour cette ponction, et le résultat serait connu vers le 22 décembre. En quittant l'hôpital, j'ai dit à Mario que je voulais me rendre chez Future Shop. Il n'y comprenait rien. Une heure plus tard, nous étions au condo avec une console PlayStation et le jeu Riven. J'ai branché le tout et nous avons commencé cette aventure en mode pilote automatique. Ce jeu d'énigmes et d'enquêtes nous demandait de faire des calculs, des associations, des recherches et, tranquillement, nous avons pris une forme de distance par rapport au drame que nous vivions. Quand nous avons fermé Riven cette journée-là, nous avons été capables d'exprimer la confusion qui nous habitait. Ce monde imaginaire est devenu notre échappatoire, notre façon de prendre du recul, notre pause tristesse. Ça peut être difficile à comprendre, mais, quand on vit un deuil à venir, on doit trouver une façon de s'évader de soi. Heureusement, nous avions la même. Chaque jour, on y consacrait au moins deux heures. Dès que nous couchions Angela, nous ressentions la hantise de la fin de la journée. Nous nous approchions de ce que nous redoutions le plus, alors nous nous plongions dans notre univers graphique. Le calme revenait.

Mario faisait des recherches d'images de bébé ayant une trisomie 13 ou 18. On ne voulait pas être apeurés par ses différences physiques. Nous tentions de nous préparer au pire scénario aussi bien que possible. Ces deux semaines d'attente ont été salutaires pour notre couple. Nous avons réussi à nous mettre au diapason. C'était notre drame et non celui des autres. Je n'arrivais plus à sortir de la maison, car les gens me demandaient sans cesse :

— C'est pour quand, votre bébé ?

Que répondre à cette question ? « Il va mourir bientôt, mais pour l'instant il va bien » ? Je ne pouvais rien dire de plus. Je me suis donc enfermée pour éviter de mentir aux gens.

Le 22 décembre, le Dr Draper m'a appelée pour m'annoncer le résultat de l'amniocentèse. Il n'y avait plus de doute : trisomie 13 et c'était un garçon.

— On doit mettre fin rapidement à votre grossesse. Votre bébé ne vivra pas longtemps dans son état, et un décès intra-utérin représente un risque d'infection pour vous. Nous pourrions procéder dès le début du mois de janvier.

— Le plus tôt possible…

— Je suis de garde le 24 décembre.

— Est-ce qu'il peut mourir d'ici le début de janvier?

— Il y a des risques, c'est certain.

— Je ne veux pas attendre la mort de notre bébé. Est-ce qu'il y a des chances qu'il soit vivant lors de l'accouchement?

— Difficile à dire. Parfois, l'effort que ça demande est trop grand pour des bébés aussi faibles.

— Mais c'est possible?

— Oui, c'est possible.

— C'est plus probable après-demain que dans deux semaines?

— Oui.

— L'accouchement se fera le 24 décembre.

— Nous vous attendons demain après 20 heures à l'hôpital. Nous allons stimuler le col de votre utérus pour le dilater en vue de l'accouchement.

— Nous y serons.

— Je suis vraiment désolé.

J'ai appelé Mario pour lui annoncer la suite des choses. Il était tout à fait d'accord avec ma décision. Angela est allée chez ses grands-parents paternels. Une fois de plus, je me suis rendue à l'hôpital avec une valise, sans pyjama. Deux heures après l'accouchement, j'étais habillée et prête à quitter les lieux. L'infirmière s'est montrée contrariée, elle voulait demander l'approbation du médecin pour qu'il me donne congé de l'hôpital.

— Je n'ai pas de bébé, ni dans mes bras, ni dans mon ventre. Ma place n'est pas dans un département d'obstétrique.

Elle s'est enfin décidée à appeler le médecin, qui a acquiescé très rapidement à ma demande de partir.

Cette soirée au condo a été inondée de larmes silencieuses. Le stress et la fatigue que nous portions depuis quelques semaines sont tombés. Nous avions passé du temps avec notre fils. Pour le moment, nous ne pouvions pas en parler. Le jour de Noël, nous avons tenté de jouer à Riven, mais la peine était trop grande. Nous n'avions aucune capacité de concentration. Mais au cours des mois qui ont suivi, ce jeu et d'autres sont devenus des échappatoires à notre souffrance.

Voilà qu'aujourd'hui, près d'un an plus tard, Lara Croft, le personnage du jeu Tomb Raider, m'accompagne dans les derniers jours du grand défi de ma vie et, sans le savoir, elle m'enlève l'envie de vouloir aller marcher dans les rues de Mont-réal, puisque j'ai besoin de tout mon temps pour la faire avancer dans son aventure. Je pense que de la faire courir, marcher et sauter remplace mon propre besoin.

À 19 h 30, Philippe me sert un excellent saumon. Je suis affamée. Depuis des semaines, je soupe à 16 h 30. Pendant le repas, je lui parle de son statut de célibataire. Je lui dis que j'ai trouvé trois personnes potentielles dans les petites annonces.

— Ah bon…

— As-tu déjà eu des *blind date*?

— Oui, sauf que ça n'a pas fonctionné. Il faut que tu saches que, pendant un long moment, j'étais à la recherche de l'amour. J'ai fait plusieurs tentatives en vain, et avec le temps je suis devenu un vieux garçon endurci. C'est certain que la porte est toujours ouverte, mais je ne sais pas jusqu'à quel point je suis prêt à changer ma vie pour quelqu'un d'autre.

— Tu as beaucoup à offrir, et c'est aussi important de recevoir.

Il me regarde avec un air plus taquin qu'à son habitude :

— Je suis curieux, montre-moi ça !

À ma grande surprise, il en retient deux sur trois. Il me promet même de communiquer avec ces personnes. Je ne pensais jamais qu'il serait aussi facile à convaincre. J'avais même peur qu'il soit un peu indisposé par mon initiative.

Ma cohabitation avec Philippe se passe bien. La seule chose qu'il n'arrive pas endurer, ce sont mes ronflements. Un soir, je m'endors alors que nous écoutons un film. Il n'entend plus un seul mot. Il me réveille et me chicane, comme ma mère l'a toujours fait avec mon père. Je parle de ce problème à l'infirmière, mais elle n'a pas de solution. Dommage pour Philippe !

Un soir, il me sert mon repas, puis il va souper avec une des personnes des petites annonces. Dès son retour, il me réveille pour faire son bilan.

— Personne sympathique, mais que je ne présenterai pas à mes amis.

— Pourquoi ?

— Des univers trop différents.

— Oublie tes amis. Toi, qu'en penses-tu ?

— Honnêtement, c'est gênant à dire, mais elle n'avait pas un beau visage. Vraiment, je n'ai pas le goût d'aller plus loin. Mais je rencontre l'autre demain.

— Déjà!

— Ça me tente, j'aime bien ces moments où la plupart du temps je finis par analyser la personne au lieu de me voir partager mon quotidien avec elle.

— Demain, tu n'auras pas à faire mes repas. Mario et Angela arrivent.

— Tu dois avoir hâte de passer du temps avec eux.

— Oui. Je t'avoue que je me demande si la vie va être comme avant.

— Pourquoi elle changerait?

— J'ai bien peur d'avoir changé.

— N'aie pas de doute, tu as changé. Tu as fait un deuil d'un enfant au moment où tu te battais pour donner la vie à un autre.

— J'ai compris aussi que la Terre pouvait tourner sans moi.

— C'est positif, je suis certain que tu auras plus de facilité à lâcher prise. Tu as la chance de l'avoir fait en accéléré. Souvent, c'est le travail d'une vie.

— Ne ris pas de moi, mais je pense que ma grande dépendance qui dure depuis le 3 août me rendra encore plus indépendante.

— Je sais que tu n'aimes pas trop que je te reprenne, mais tu mêles deux choses : l'indépendance et la confiance en soi.

— Je suis fatiguée. Peut-on poursuivre cette discussion une autre fois?

— Avec plaisir! Il est une heure du matin, mon réveil va sonner bientôt!

— Bonne nuit!

— Toi aussi!

Depuis trois jours, j'ai des étourdissements incroyables. Si j'étais debout, c'est certain que je tomberais. Tout commence à tourner si rapidement, même quand je suis couchée, que je dois mettre un pied au sol. J'en parle à mon infirmière, qui me rassure en me disant que c'est une des séquelles d'avoir moins de liquide amniotique. Le bébé prend du poids et il flotte beaucoup moins que la normale, donc quand il se couche sur mes hanches, il écrase l'aorte, ce qui fait que j'ai moins de sang qui monte au cerveau. Je pense que c'est sa tactique pour me convaincre de ne pas marcher. Lors de cette discussion, Dominique a dit « elle » en parlant du bébé. J'en informe rapidement Mario. Il me répond :

— Il fallait s'attendre à ce que quelqu'un s'échappe après autant d'échographies. En plus, le sexe est inscrit au dossier.

Il a entièrement raison, mais, moi, j'ai toujours pensé que c'était un garçon. Je suis déçue. La chambre est jaune et verte. Je la voulais neutre, mais avec un côté masculin. Je vais m'y habituer. Je manquerai à ma promesse faite à Mario.

Mario et Angela arrivent avec des tonnes de choses. Des vêtements de bébé, un siège d'auto, des provisions pour nourrir un régiment, et Angela n'a pas oublié ma demande spéciale. Elle est fière d'avoir pensé aux chips *all-dressed*. Elle m'a aussi fait des dessins. Il y a du nouveau. Sur ses dernières œuvres, elle dessine deux enfants : une grande fille entre sa maman qui n'est plus enceinte et un papa avec un immense sourire, et un peu plus loin un bébé. Pas besoin de la psychanalyste Françoise

Dolto pour comprendre les sous-entendus dans ces dessins. Mario, qui a besoin de sa famille autour de lui, semble heureux de ce long week-end qui s'amorce.

Enfin, nous avons le temps de parler de tout et de rien. Il me fait un compte rendu des travaux et il a des photos des chambres d'enfants. Elles sont magnifiques! Angela sera tellement heureuse d'avoir une chambre de grande. L'autre chambre est très belle, mais elle conviendrait mieux à un garçon. C'est certain que, si j'avais été sur les lieux, il y a aurait eu quelques petites différences, mais, compte tenu des circonstances, je me déclare très satisfaite. C'est peut-être ça, le lâcher-prise dont Philippe me parlait.

Mario et Angela mangent par terre autour de la table du salon. C'est un souper de famille mémorable. Quelque chose a changé entre Mario et moi. La tension que nous ressentons depuis le 2 août fait place à notre excitation d'être à nouveau parents. La tendresse reprend son cours. Nous regardons un film en nous tenant la main, lui assis au pied du sofa, et moi toujours couchée. La normalité revient. En plus, Philippe a la délicatesse de quitter son appartement au cours du week-end pour nous laisser en famille.

Pendant la fin de semaine, j'ai quelques contractions. Je suis inquiète, j'ai peur de ne pas avoir le temps de me rendre à l'hôpital si le travail commence. L'accouchement d'Angela a duré deux heures vingt-cinq minutes. Ça pourrait être plus rapide pour celui-ci, puisque le bébé est plus petit. Même si ça me stresse énormément, il y a des situations tellement pires que la mienne, dont celle de la disparition d'une jeune fille de seize ans à Terrebonne, survenue il y a quelques semaines. Les recherches ne donnent rien. Chaque fois que je vois son père en entrevue, mon cœur semble vouloir s'arrêter. Chaque jour, les chances de revoir sa fille vivante diminuent. C'est certainement le plus grand drame qui peut arriver dans une vie. Je souhaite fortement qu'il retrouve sa fille. À chaque instant, on diffuse sa photo au cas où quelqu'un aurait des informations. Juste à penser qu'Angela pourrait disparaître, ça me met dans un état pitoyable. Je suis certaine que si on lui demandait de faire n'importe quel sacrifice pour revoir sa fille, il le ferait. C'est pour ça que je ne devrai jamais casser les oreilles de mon enfant en lui disant que j'ai dû faire des sacrifices lors de ma grossesse. C'est la moindre des choses que l'on puisse faire pour les avoir avec soi. Toute cette histoire me donne le goût de célébrer la vie. J'en parle depuis au moins un mois : Mario et moi organiserons une soirée en l'honneur de l'arrivée de l'an 2000. Les invitations préciseront que cet événement peut être annulé pour cause de naissance. Nous décidons de ne pas élever les attentes, nous ferons ce que nous pourrons selon le temps que nous aurons.

La semaine suivante se passe bien. La deuxième tentative de rencontre de Philippe a échoué. Il a au moins eu l'audace d'essayer. Hélèna vient me rendre visite. Elle va mieux. Son père lui a avancé l'argent dont elle avait besoin. Sa chimio est maintenant terminée. Elle saura dans quelques jours si ses traitements ont fonctionné. Demain, elle retourne dans le Bas-Saint-Laurent retrouver ses enfants. Je l'invite pour la fête du 31 décembre. Si elle va bien, elle y sera. Elle me confie que les devoirs que Philippe lui donne l'aident à voir plus clair. Elle reconnaît enfin qu'elle a une emprise sur le présent. Elle veut voir grandir ses enfants.

Philippe arrive pendant qu'Hélèna est là et il l'invite aussitôt à manger avec nous. Encore une belle soirée où le sens de la vie est au cœur de la discussion. J'ai l'impression qu'Hélèna ne déplaît pas à Philippe. Il me fait bien rire quand il nous joue avec une certaine difficulté une pièce au violoncelle. Il oublie complètement qu'Hélèna est violoncelliste de formation. Après qu'il a joué de tout son cœur, Hélèna s'empare du violoncelle et le fait vibrer de toute sa peine et de sa souffrance. Elle interprète *Schindler's List*, du compositeur John Williams. Une soirée mémorable.

Le lendemain, l'infirmière m'annonce que je fais de l'anémie et que ma tension artérielle est très basse. Rien de bien inquiétant, mais à surveiller. Elle me dit que mon amie Marie-France est en salle d'accouchement.

— Justement, en parlant d'accouchement, la Dre Cartier te téléphonera cet après-midi pour discuter du tien.

— Elle va certainement me parler du transfert d'hôpital.

— Je crois que oui. Tu auras atteint la trente-quatrième semaine de grossesse dans quelques jours.

— Mario et moi pensions retourner dans le Bas-du-Fleuve la semaine prochaine.

— Tu en parleras avec le médecin. Prends tes pilules de fer et essaie de te reposer un peu. Lâche Lara Croft.

— Merci du conseil !

Comme prévu, le médecin m'appelle. Je dois passer une échographie le 14 décembre, soit le jour de notre départ pour notre coin de pays. La Dre Cartier veut s'assurer qu'il y a assez de liquide pour que je puisse faire la route. Le bébé doit être en sécurité.

— Dès ton arrivée à Rivière-du-Loup, dit-elle, présente-toi à l'hôpital, où ils te feront une autre écho pour évaluer la situation du bébé.

Elle change de ton et devient tout enjouée :

— J'ai une bonne nouvelle à t'annoncer et je tenais à le faire personnellement. Samedi matin, tu auras complété trente-quatre semaines. Je t'autorise donc à te lever. Tu peux recommencer à marcher. Demeure dans l'appartement de ton ami, ce n'est pas le temps de faire une chute. De toute façon, tu dois donner le temps à tes muscles de se refaire une santé.

Ma voix se casse, j'en ai des trémolos :

— Je pourrai marcher dans deux jours ! Je n'arrive pas à y croire.

— Je suis fière de toi, tu es un exemple de discipline et de ténacité.

— Merci… Pourtant je n'ai rien fait pendant des mois.

— Tu as sauvé une vie, c'est ce que tu as fait.

— …

— Je te souhaite une belle fin de journée, profite de tes dernières heures d'alitement, puisque après tu auras du pain sur la planche avec tes deux jeunes enfants.

— Merci !

Je raccroche. Elle vient de me dire que je suis un exemple de discipline et de ténacité. Moi, un exemple… J'ai toujours cru que c'était dans l'action que l'on accomplissait de grandes choses. Pourtant, j'ai seulement couvé mon bébé. C'est étrange comme sentiment. Je suis fière de moi parce que j'ai été immobile. Dans toute autre circonstance, j'aurais vu cela comme de la paresse et non comme une prouesse. C'est la première fois que l'on me dit que je suis un exemple, et ça me bouleverse. Je n'ai aucun talent particulier, je me suis rarement démarquée. Peut-être dans mes débuts en politique, mais, dès que Mario est devenu le chef du parti, j'ai décidé de me mettre en retrait. J'ai laissé le contenu pour l'organisation politique. Choix que je n'ai jamais regretté. J'aime cette sensation du devoir accompli et de la reconnaissance qui en découle. J'ai hâte de tenir cet enfant dans mes bras.

Si c'est une fille, elle s'appellera Victoria pour souligner notre victoire et, si c'est un garçon, nous avons décidé il y a longtemps que ce sera Charles, en l'honneur du grand-père paternel de Mario. Un homme travaillant, rigoureux et fier. C'est un exemple de courage pour Mario.

Retour à la réalité. Dans deux jours, je pourrai marcher. Priorité : mes cheveux. Une amie et sa cousine coiffeuse viennent me visiter le matin où je peux me lever. Fini la repousse. J'ai droit à une belle mise en plis. Je me maquille comme tous les jours, mais le résultat est meilleur quand je le fais à la verticale. J'ai du mal à rester plus de deux minutes debout parce que le bas de mon ventre est très douloureux.

Je fais une surprise à Mario, je vais lui ouvrir la porte. Il pense que j'enfreins les règles. Quand je lui dis que je peux maintenant marcher, il rit de soulagement. Puis nous nous enlaçons en pleurant. Le bébé impose une distance entre nous. Je n'avais pas réalisé que j'avais un aussi gros ventre.

CHAPITRE 8

Le 14 décembre, Philippe nous prépare un déjeuner de bûcherons. Nous le remercions pour tout ce qu'il a fait. Nous nous sommes beaucoup rapprochés. Ça me rend triste de m'éloigner de lui. Il sera de la fête le 31 décembre.

Mes parents feront une fois de plus partie du convoi jusqu'à Rivière-du-Loup. Angela est avec eux. Dès que nous partirons de Sainte-Justine, nous devrons les appeler pour fixer un point de rencontre.

Nous voici à la dernière échographie dans cet hôpital où l'on ne peut s'habituer à voir autant d'enfants malades. Le radiologiste prend les mesures des poches de liquide qui entourent le bébé. Il refait l'exercice à plusieurs reprises. Je commence à trouver ça long. Devant nous, il téléphone à la Dre Cartier.

— Je vous appelle au sujet de la patiente Marie-Claude Barrette. Si elle était ma fille, je procéderais à l'accouchement aujourd'hui.

Il poursuit en disant :

— D'accord, nous vous attendons.

Mario prend les devants, il veut comprendre. Le radiologiste nous explique qu'il n'y a pratiquement plus de liquide. C'est dangereux pour le bébé. Il pourrait s'étrangler avec le cordon.

— Est-ce que le bébé est en danger présentement?

— Pour l'instant, son pouls est bon. Écoutez, je dois voir une autre patiente et je reviens dans cinq minutes.

Je regarde Mario:

— J'accoucherai ici, c'est tout!

— J'espère qu'elle sera en santé.

— À trente-quatre semaines et trois jours, je pense qu'elle est considérée comme un bébé prématuré.

— De toute façon, il n'y a plus de liquide. Ça ne donne rien de penser au pire. Tu dois accoucher si on se fie à ce médecin.

La Dre Cartier arrive avec le radiologiste. De toute évidence, ils se sont parlé avant d'entrer dans la salle d'examen. Elle nous lance, avec un grand sourire:

— Votre bébé sera montréalais comme sa maman! À cette étape-ci de la grossesse, les dangers sont presque inexistants. Il y a beaucoup plus de dangers pour le bébé si on ne provoque pas l'accouchement. Avez-vous des questions?

— Peut-il y avoir des séquelles?

— Ce n'est pas un grand prématuré, mais c'est tout de même un bébé prématuré. C'est très difficile à prévoir. Nous avons une équipe de spécialistes prêts à toute éventualité. Vous êtes en de bonnes mains. Marie-Claude, ceci confirme que si tu avais marché au cours des dernières semaines, tu aurais pu mettre ton bébé en danger. Après seulement un peu plus de soixante-douze heures à marcher, tu n'as presque plus de liquide. Voici la preuve que ta persévérance était essentielle.

Mario et moi échangeons un regard de satisfaction.

Terre à terre comme à son habitude, il demande :

— Est-ce que l'on va directement à la salle d'accouchement après cette rencontre ?

— Donnez-moi une quinzaine de minutes pour régler la logistique.

À partir de ce moment, je sens l'excitation monter. Mario et moi en sommes à la dernière étape de ce long périple. Je ne veux pas penser aux séquelles potentielles. Je veux seulement savourer cette grande victoire : l'arrivée au jour J.

Une infirmière vient nous expliquer la suite des choses.

— La Dre Cartier vous attend à 16 heures en salle d'accouchement. D'ici là, elle vous conseille de prendre un repas léger d'ici midi idéalement, pour que la digestion soit complétée lors des premières manœuvres, et de profiter de vos dernières heures de grossesse. Vous pouvez marcher, mais n'en faites pas trop. Voici les papiers à apporter et le numéro de la salle d'accouchement.

— Merci beaucoup !

— Bonne chance !

Il est 10 heures. Nous faisons les appels nécessaires pour annoncer le changement des plans. Mario me demande ce que j'ai le goût de manger. Ma réponse est directe : du smoked meat avec des cornichons. Je suis dans un état de grâce qui frôle l'euphorie. J'ai réussi cette mission presque impossible. Mon insouciance me fait oublier qu'il y a encore des risques. Je vis le moment présent, tout comme Mario. Nous sommes au diapason. Quelle équipe nous faisons ! Nous avons les traits tirés, j'ai de la difficulté à marcher en raison de ma longue immobilité, mais le bonheur est en nous.

J'ai un petit choc au moment où je lis l'affiche indiquant « Salle d'accouchement/*Delivery room* ». Salle de livraison. La traduction enlève du charme à cette étape importante de la vie. Première chose, je mets avec plaisir une belle chemise d'hôpital bleue. Le protocole entourant la provocation de l'accouchement est enclenché dès mon arrivée. Les premières contractions se font sentir rapidement. Mon seuil de douleur est de neuf sur dix, moins d'une heure plus tard. Je souffre beaucoup. J'insiste pour avoir une épidurale. Pendant que nous attendons l'anesthésiste, Mario me demande s'il peut aller prendre ses messages. Sa boîte vocale lui indique qu'il en a dix. Ça l'inquiète, compte tenu du fait que son personnel sait très bien qu'il est en salle d'accouchement.

— Ça brasse beaucoup au Parlement, ils ont certainement besoin de me parler.

— Fais ça vite !

Il revient avant l'anesthésiste. J'ai atteint la limite de ce que je peux endurer. Les doses de Pitocin (ocytocine) sont très fortes. L'utérus répond bien puisqu'il se contracte autant. Mario semble nerveux. Il s'accroupit à côté du lit et me regarde droit dans les yeux :

— J'ai quelque chose à te demander...

— Ben voyons, qu'est-ce qui se passe ?

— Demain, Lucien Bouchard s'adressera à la nation, et les deux autres chefs doivent y prendre part. Je dois donner ma réponse.

— Ça veut dire quoi ?

— Que je dois partir pour Québec demain en début d'après-midi.

— T'es malade !

L'anesthésiste arrive enfin, elle s'y reprend à trois fois avant de réussir. Ma patience est éprouvée. J'ai de la difficulté à demeurer polie jusqu'à ce que je me rende compte que je connais cette jeune femme. Elle s'est déjà impliquée en politique avec nous. De toute évidence, la politique me suit dans la salle de « livraison ». Mario me regarde comme un enfant qui supplie sa mère pour avoir une permission.

— Vas-y. Qu'est-ce que je peux dire d'autre ?

— C'est une mesure exceptionnelle, c'est en lien avec le projet de loi sur la clarté référendaire…

— Je m'en fous complètement, de la clarté, pas besoin de me raconter ça. Va les appeler, ils vont être contents !

Pendant son absence, je constate que la douleur diminue. L'épidurale semble faire effet. Je reprends mes esprits. Les signes vitaux du bébé sont bons, il ne souffre donc pas trop des contractions. Le col se dilate tranquillement. L'externe est très positive :

— Si tout va bien, demain matin, vous allez avoir un beau bébé dans vos bras.

— Demain matin ?

— L'épidurale ralentit le travail, et un accouchement qui dure de douze à quatorze heures, ce n'est pas rare.

— C'est une farce ?

— Non.

— J'ai eu ma fille en moins de trois heures, et mon garçon en six heures. Pour le troisième, vous me dites en douze heures. Est-ce possible de m'endormir ?

— Pourquoi ?

— C'est trop long…

— Calmez-vous, et tout ira bien.

Mon chevalier parlementaire revient avec un café et les journaux. Il semble beaucoup plus calme que moi, malgré son départ pour Québec dans quelques heures. Une autre jeune externe se présente pour nous annoncer qu'elle prend le relais pour le prochain quart de travail ; elle est l'assistante d'un autre médecin. La Dre Cartier sera présente demain matin pour l'accouchement. Une autre qui décide pour le bébé. Elle me propose de marcher un peu pour me changer les idées. Je lui rappelle que le « vrai » médecin me l'a interdit, dès que les manœuvres de provocation ont débuté. Elle s'excuse. J'avoue que j'ai l'air bête. Pauvres externes, ils doivent bien apprendre leur profession quelque part. Je suis de mauvaise foi. Je dois retrouver ma bonne humeur. J'appelle Angela. Elle m'amuse avec sa vision de l'accouchement.

— Est-ce que le bébé est sorti de ton ventre ?

— Pas encore.

— Il veut plus sortir ?

— Oui, mais il a besoin de temps.

— Moi, je ne veux pas qu'il change d'idée.

— Mais non, il ne changera pas d'idée. Je suis certaine qu'il a hâte que tu le prennes dans tes bras.

— Mémé veut que je fasse dodo, mais je ne suis pas capable.

— Dis à mémé que je te donne une permission spéciale.

— Merci, maman. Bye bye.

Elle raccroche aussitôt. Mario et moi rions encore de sa version de l'arrivée du bébé. Finalement, j'accepte qu'il m'en dise plus sur sa présence à Québec. Je comprends bien l'importance de ce discours, mais tout ce que je souhaite, c'est qu'il n'y ait pas de complications et que le bébé soit en santé. Il est presque 21 h 30 au moment où on vérifie la dilatation de mon col de l'utérus. Je suis à quatre centimètres. Je panique, je dis à l'externe que je vais accoucher bientôt. Lors de mes deux autres accouchements, je suis passée de quatre à dix centimètres en vingt minutes. La jeune femme me regarde en souriant et elle dit à la blague :

— Si cela arrive, je me roule à terre !

L'humour n'a pas sa place ici. Mario prend un ton grave :

— Je crois qu'il est temps d'aller chercher le médecin.

— On doit attendre un peu.

— Reprenez la mesure de dilatation.

La jeune femme s'exécute, je suis dilatée à six centimètres. Elle appelle les infirmières et elle demande que l'on prépare la table, que l'on place les étriers. Le bébé va peut-être naître plus tôt que prévu.

Le médecin se pointe une dizaine de minutes plus tard, et je suis dilatée à neuf centimètres. Il y a urgence, la « livraison » se fera sous peu.

Tout se passe tellement rapidement ! Mario est juste à côté de moi. On me met les pieds dans les étriers et j'entends : « Poussez, poussez, poussez, arrêtez de pousser ! » La contraction suivante arrive. Le médecin crie : « Poussez, arrêtez, arrêtez ! Le bébé est là. C'est un garçon ! »

Le temps s'arrête. C'est un garçon comme je l'avais tant souhaité. Je retrouve mes esprits dès que j'entends crier : « 22 h 10, le 14 décembre. »

Mario demande :

— Pourquoi il ne pleure pas ?

— Un instant, on va lui pomper ses sécrétions.

Après de longues secondes d'attente, le bébé se met à pleurer. Le médecin dépose cette petite boule gluante sur mon ventre. Mario coupe le cordon. Puisqu'il est prématuré, les infirmières partent tout de suite avec notre garçon pour s'assurer que tout va bien. Le papa suit son petit.

Quelques minutes plus tard, Mario, qui a les yeux embués, me présente ce petit miracle qui ressemble à une momie tellement il est emmitouflé. En plus, il porte un bonnet blanc.

— Il pèse cinq livres et il mesure seize pouces. C'est un mini-bébé.

L'infirmière veut évaluer si notre garçon a la capacité de téter. La réponse arrive rapidement. Il semble affamé. Il fait beaucoup d'efforts pour trouver une position confortable pour la tétée. À deux, nous y parvenons très vite. Je regarde attentivement chaque trait de son visage. Il a la peau rose avec de petites taches rouges. Ses yeux sont fermés. Il est complètement absorbé par son boire. Son nez étroit ressemble à celui de Mario. Lors du changement de sein, je demande à l'infirmière de le déballer, je veux le voir, le sentir contre ma peau. Dès qu'elle le prend, il pleure. C'est surprenant, la force avec laquelle il s'exprime. Il ne pleure pas, il crie ! Il a encore faim, ce jeune homme. Quand elle me le redonne, je suis un peu déstabilisée par ce petit être qui était dans mon ventre il y a à peine une heure. Je le colle contre moi, je réussis à le mettre au sein et, voilà, il se calme. Je tiens sa petite main, il me serre l'index. C'est particulier, j'ai l'impression que l'on est habitués de travailler ensemble. On se connaît même si nous ne nous sommes jamais vus. Il est minuscule, mais il ne semble pas fragile. Au fond de moi, je pense qu'il a choisi de vivre, il a l'énergie d'un combattant. Il sait ce qu'il veut et il se sert déjà de la puissance de ses cordes vocales pour se faire entendre. Il est parfait. Ses pieds, ses jambes, ses bras et ses mains ; tout est là, il ne manque rien. Quand je lui fais faire son rot sur mon épaule, il reprend sa position fœtale. Il est plié en deux, ses pieds de chaque côté de sa bouche. Je tiens une petite boule dans ma main.

Mario a le temps d'annoncer la naissance à nos familles et à nos amis pendant cette première tétée. Tout de suite après le rot, Mario part avec lui. Le pédiatre, à titre préventif et compte tenu de son arrivée prématurée, veut lui donner des antibiotiques intraveineux. Ce n'est pas facile, pour Mario, de voir son nouveau-né se faire piquer sur les bras et les pieds pour tenter d'installer le cathéter. Cela lui arrache le cœur. Finalement, le médecin le place à la tête.

On m'amène à ma chambre vers minuit, et je suis complètement épuisée. Mario arrive quelques minutes plus tard avec Charles, notre beau garçon. Les tests semblent montrer qu'il est en parfaite santé. Nous en saurons plus au cours des prochaines heures. Nous pouvons enfin respirer ! Mario part vers deux heures et il reviendra tôt en matinée avec Angela.

Je n'ai plus à craindre des fuites de liquide. Mon corps retrouve sa liberté solitaire. J'ai exécuté ma mission avec succès. Par contre, je réalise rapidement que je ne connaîtrai pas le repos du guerrier. Ce petit homme est affamé, il ne veut que téter. À tel point que j'appelle les infirmières vers 4 heures du matin. Elles décident de lui donner un petit biberon de lait maternisé pour tenter de le calmer. Même si la philosophie de l'hôpital est la cohabitation mère-enfant, elles me proposent d'emmener Charles à la pouponnière pour me permettre de récupérer. Je ressens des émotions paradoxales. Il y a quelques heures à peine, je désirais tellement le tenir dans mes bras, et là, je suis contente de le voir partir pour que je puisse dormir. Le sommeil me vole ces pensées en quelques secondes.

À 6 h 30, le téléphone me réveille. Je suis complètement perdue. Je réussis à répondre après cinq coups :

— Maman, c'est Angela.

— Allo, cocotte.

— Comment tu veux que je m'habille pour voir le bébé ? En robe ou en pantalon ?

— Comme tu veux, ma chérie.

— Je veux mettre la robe de ma fête.

— Parfait.

— Ses cheveux sont de quelle couleur ?

— Bruns, et je te préviens, il est minuscule. Je suis certaine que tu vas le trouver beau, ton petit frère.

— Mémé veut que je me dépêche. Pépé va me conduire chez Philippe pour aller retrouver papa.

— Puisque tu vas passer toute la journée avec moi, emporte des jouets, ma chérie.

— Bye.

Elle raccroche. À partir d'aujourd'hui, je suis la maman de deux enfants. Cette journée du 15 décembre marque le début d'un cycle. Je dois reprendre des forces rapidement. Je me fais une beauté, je mange un petit déjeuner et on m'apporte mon trophée. Il dort comme un ange dans un petit lit roulant. Je prends le temps de le regarder. Il semble parfait. J'entends au loin dans le couloir :

— Elle est où, cette cent trente-trois jours à membranes rompues ? Je veux la voir, elle est où ?

Cet homme au fort accent des pays de l'Est, dont la carrure en impose, s'arrête devant la porte de ma chambre.

— C'est Marie-Claude Barrette ?

Je lui réponds en chuchotant de peur de réveiller Charles :

— Oui, c'est moi.

De toute évidence, le ton de ma voix n'influence pas le sien !

— Bravo, c'est la première fois en trente ans de carrière que je rencontre une femme qui a été cent trente-trois jours à membranes rompues, et dont le bébé semble bien se porter.

— Je ne savais pas combien de temps tout ça avait duré. C'est beaucoup, cent trente-trois jours.

— Je me présente, je suis le Dr Subic, le pédiatre de votre fils. Je vais évaluer sa condition physique.

Mario et Angela arrivent pendant l'examen. Je ne suis même pas capable de les saluer tellement j'ai peur que le médecin blesse ce petit être. Nous regardons tous avec attention le Dr Subic tenir Charles en suspension par les chevilles. Il a l'air d'un bébé singe. Dès qu'il le recouche, il s'agrippe de toutes ses forces avec ses minuscules doigts aux barreaux de son lit. Après qu'il l'a examiné plusieurs minutes, il salue Angela et Mario.

— Votre fils semble n'avoir aucune séquelle physique. Il est très fort pour sa grosseur. Je vous annonce qu'il mesurera six pieds trois.

Nous rions.

— Croyez-moi, cet enfant sera très grand. Ses orteils en disent long !

— Est-ce qu'il va garder ce cathéter longtemps ?

— J'attends le bilan sanguin pour en savoir plus. Mais disons au moins encore vingt-quatre heures.

Discrètement, j'observe Angela toucher les mains de son petit frère. Je n'avais jamais vu ses yeux aussi grands. Elle lui parle doucement. C'est sa façon à elle de faire la connaissance de Charles.

Le médecin rassure Mario sur plusieurs points. Si tout va bien, nous quitterons l'hôpital dans trois jours, le temps que Charles ait le poids nécessaire pour sortir. Le Dr Subic part en disant à Angela qu'elle est très mignonne et qu'il est certain qu'elle sera une magnifique grande sœur. Elle lui fait un beau sourire.

Voilà notre nouvelle famille réunie. Nous sommes maintenant quatre. Angela s'assoit dans mes bras, et Charles est dans ceux de son père. Le bonheur règne dans la chambre 402. Un moment de paix, de prise de conscience, de fierté et d'amour. Je reçois une trentaine de bouquets. Il y a même une infirmière qui nous demande de trouver une solution pour faire cesser l'hémorragie de fleurs. Vaut mieux en rire. Le téléphone n'arrête pas de sonner. La famille, les amis et aussi ceux que je n'ai pas croisés depuis longtemps : les journalistes. Un d'entre eux, que je connais bien, aimerait qu'un photographe vienne me voir, si c'est possible, en début d'après-midi. Sans réfléchir, je réponds par l'affirmative. J'ai le goût de sortir de ma torpeur. Je veux montrer mon petit Charles à tout le monde.

Le photographe se demande si c'est bien moi qui ai accouché, tellement je semble en forme. Première photo de Charles portant fièrement son cathéter sur le dessus de la tête, et moi mon rouge à lèvres. Par la suite, mes parents arrivent. Rencontre touchante avec ce premier petit-fils. Mon père lui a acheté un gros tracteur. Il est cohérent, Florent. À la naissance d'Angela, il lui a acheté une poupée géante et, là, c'est le tracteur géant. Ils cherchent à qui il ressemble. Toujours drôle à entendre, ce genre de discussion. Il a le front d'untel, le nez de l'autre, et ils s'obstinent sur la bouche. Mes parents sont enjoués, je ne les ai jamais vus aussi énervés.

Mario doit partir pour Québec. Il est pris au dépourvu, il n'a pas de complet avec lui. Il était en mode congé de paternité. Il doit s'arrêter en route pour en acheter un. Pour qu'il soit à l'heure, un agent de la Sûreté du Québec le conduira au Parlement. Il m'impressionne, cet homme, il a des nerfs d'acier. Il va quitter l'hôpital à 14 h 30, il doit magasiner, il a deux heures et demie de route à faire, et l'adresse à la nation est à 19 h 30. Pendant le trajet, il va travailler avec ses conseillers le texte qu'il prononcera ce soir. Il reviendra demain après-midi après avoir réglé plusieurs dossiers, avant de s'absenter pour les deux prochaines semaines.

Mes parents restent avec moi. Nous passons un après-midi remarquable. Même s'il y avait des effluves de salon mortuaire en raison de la grande quantité de fleurs et du peu d'espace, nous nageons dans le bonheur. J'ai de l'énergie à revendre. Une infirmière me demande même de me remettre au lit. Ma pression n'est pas bonne, pas plus que les résultats de mon bilan sanguin. Mon anémie s'est aggravée, ce qui explique mes étourdissements. Je m'en fous puisque le bilan sanguin de mon bébé est bon.

À 18 heures, la visite commence à affluer. Philippe arrive le premier. Quelques minutes plus tard, mon frère et celui de Mario, ainsi que leurs femmes, puis Marcia, Diane, François, Rémy. L'infirmière vient me rappeler que le maximum est de quatre visiteurs à la fois. Mon côté rebelle l'emporte. Nous sommes treize dans ma chambre et c'est parfait comme ça. À 20 heures, nous sommes rivés à la télé. Les invités sont assis dans mon lit, par terre, sur des chaises droites, et Charles tète. Quand vient le tour de Mario de prendre la parole après le premier ministre et le chef de l'opposition officielle, il commence par saluer son fils Charles

qui n'a même pas vingt-quatre heures. Les renifle-
ments débutent. Angela dit tout haut :

— Pépé, pourquoi tu pleures ?

Nous éclatons tous de rire. Sans trop savoir
pourquoi, elle se met à rire, elle aussi. Nous conti-
nuons à écouter ce discours. Mario vient de nous
imposer un moment de dignité. Tous ces gens
autour de moi ont participé au succès de notre
mission. Ils sont en mesure de comprendre la pro-
fondeur du sens du nom de Charles dans la bouche
de Mario.

Charles décide que cette journée se termine vers
minuit. Il est enfin repu. Je suis exténuée, mais sur
un nuage. Mon sommeil est de courte durée, mais
profond.

Les deux journées suivantes passent très rapidement. Je règle mes invitations pour le 31 décembre.
C'est dans moins de deux semaines, il n'y a pas de
temps à perdre. Je fais aussi la liste des cadeaux de
Noël, que nous devons acheter avant notre départ
de Montréal. Mes parents nous invitent pour un
souper de Noël, avant que nous partions pour le
Bas-Saint-Laurent. Fini le repos, c'est le retour à
la vie normale.

Nous offrons des fleurs à nos visiteurs et aux
infirmières qui m'ont suivie pendant mon long
séjour. Je mets les télégrammes que j'ai reçus dans
une petite boîte. Je fais nos valises. Je suis soulagée
de quitter l'hôpital dans d'aussi bonnes conditions.
Mais je m'étais préparée à toutes les éventualités.

Le 20 décembre, je retrouve ma maison. Mon
beau-père a allumé un feu avant notre arrivée. J'ai
l'impression que ma belle-mère a fait le grand

ménage. Tout est parfait, tout est plus beau que dans mes souvenirs. Me voilà dans mon nid douillet. Fandel me reconnaît ; elle semble heureuse de me retrouver, elle vient me lécher les mains. Angela découvre sa nouvelle chambre.

— Maman, viens voir !

Je monte les marches en tenant Charles, avec une certaine difficulté, mais ce qui m'attend en vaut la peine. Sa chambre est beaucoup plus belle que je pensais. Elle est blanche et rose.

— J'ai un lit de grande !

Je vais voir la chambre de Charles, elle est très fonctionnelle et très belle. J'en profite pour lui enlever son habit de neige et lui changer sa couche sur la nouvelle table à langer. Il pleure, il a faim. Je vais dans notre chambre et, d'un coup, je me mets aussi à pleurer. Je me revois, le 2 août dernier, la quitter en catastrophe. Je décide de m'étendre pour allaiter Charles, pendant que Mario vide la voiture. Il vient nous rejoindre, se couche face à moi. Nous nous regardons longuement sans rien dire. La réalité nous rattrape. Angela vient nous voir pour nous dire qu'elle a faim. Mario se lève et va s'occuper d'elle.

Je redoute cette journée du 24 décembre. Est-ce j'aurai le courage d'ouvrir le coffre contenant le bracelet d'hôpital de Noël, le petit coquillage avec lequel nous l'avons ondoyé, son avis de décès et son rapport d'autopsie ? Angela a hâte d'ouvrir ses cadeaux. Mario ne savait plus où donner de la tête tellement il avait de commissions à faire. J'ai l'impression d'être dans une autre dimension. Des amis viennent voir le nouvel arrivant, les bras chargés de cadeaux. Je tente de prendre un peu de leur énergie, mais je n'y arrive pas. Finalement, à l'heure du décès de Noël, soit à 17 h 50, j'ouvre le coffre. Ce geste me fait du bien. Je lui souhaite un joyeux Noël. Je mets le coffre en évidence sur notre commode pour que notre fils puisse être avec nous. Je retourne en bas rejoindre les autres, soulagée et festive.

Le 31 décembre arrive à grands pas. Seize personnes ont confirmé leur présence. Mario prépare un menu pour chef averti. Je décide d'aller magasiner des ornements de table. J'appelle une connaissance qui travaille dans un hôtel de Rivière-du-Loup pour lui louer des tables, des chaises, des coupes, des ustensiles, des nappes et de la vaisselle. Le tout sera livré le 30 décembre. C'est le branle-bas de combat dans la maison du petit Rang 2. Je me rends vite compte que mes capacités physiques sont réduites. J'ai beaucoup de difficulté à lever du poids, j'ai très mal au ventre. Les muscles sont atrophiés en raison de ma longue immobilité. Je m'épuise rapidement. Je dois me rendre au 31. Après, j'aurai tout le temps pour demeurer tranquille avec la petite famille.

Le fameux jour arrive. La question du jour est : y aura-t-il un bogue de l'an 2000 ? À la télé, on va de reportage spécial en reportage spécial. Mon amie Marie-France, mère d'un garçon et d'une fille nés à Sainte-Justine quelques jours avant Charles, me donne un coup de main pour la décoration. C'est une experte en la matière. Il y a quelques années, une de nos copines nous avait confié la tâche, ainsi qu'à notre amie Marie, de décorer la salle de son mariage. Nous l'avons fait avec plaisir en sirotant quelques verres de vin, et ce, juste avant de nous rendre à l'église pour la cérémonie. Nous étions pas mal pompettes lors du mariage, ce qui ne risque pas d'arriver aujourd'hui puisque nous allaitons. Mais le résultat devrait être aussi réussi, à la différence que notre rythme est freiné par notre jeune marmaille. Mario et notre ami Patrick sont les chefs cuisiniers de cette soirée qui s'annonce grandiose.

Je vais me faire une beauté et je décide de mettre la petite robe noire que j'ai portée au mariage de mon frère. Cette robe va me suivre longtemps puisque, selon Dominique Bertrand, toute femme doit en avoir une dans sa garde-robe. Un jour, elle a dit ça sans aucune nuance à l'émission *Les Copines d'abord*. J'ai immédiatement fouillé ma garde-robe, à la recherche de la petite robe noire. Je n'en avais pas. Je bouillais, je doutais de ma féminité. Dès que Mario s'est montré le bout du nez dans l'embrasure de la porte, j'ai fait une crise :

— Mario, je n'ai pas de robe noire !

— OK…

— Comprends-tu ce que ça veut dire ?

Il a pris un ton grave :

— Est-ce qu'il y a quelqu'un de mort ?

— Pourquoi tu me poses cette question ?

— Tu parles d'une robe noire…

— Tu comprends rien. C'est parce que je suis une femme que je dois avoir une robe noire. Dominique Bertrand l'a dit à la télé.

— Laisse-moi enlever mon manteau et déposer ma valise.

— De toute façon, tu comprends rien.

— Achète-toi une robe noire. Qu'est-ce que tu veux que je te dise d'autre ?

— Parfait, tu peux être certain que je vais en avoir une !

Quand est venu le temps d'acheter une robe pour le mariage de mon frère, eh bien, elle a été noire. Je réponds donc aux standards de Mme Bertrand.

Je l'essaie. Elle me va, mais elle n'est pas très pratique pour allaiter. Peu importe, je commence la soirée en noir. Les invités arrivent à tour de rôle. Voir Philippe me rend émotive. Notre relation a évolué au cours des derniers mois. Il est devenu un ami avec un grand A. Il prend Charles avec beaucoup de tendresse, il le berce longtemps. Par la suite, Marcia se pointe. Elle m'a permis de savourer chaque jour comme une victoire et non pas comme un calvaire. La dernière à arriver est Hélèna, accompagnée de ses trois enfants. Elle va bien, les résultats de la chimiothérapie sont concluants. On ne parle pas encore de rémission, il est trop tôt. Elle a mis une robe rouge qui lui donne un beau teint. Rapidement, elle va trouver Philippe, qui lui présente Charles. Vers 22 heures, tout le monde s'assoit à la grande table. Mario et moi prenons la parole pour annoncer aux convives que cette soirée clôt un chapitre marquant de nos vies. Mario dit :

— Grâce à chacun de vous, nous avons réussi à passer à travers cette longue zone de turbulences. Je peux vous dire que je suis content que tout revienne enfin à la normale. Ces derniers mois ont été difficiles et inquiétants. J'ai eu quelques moments de découragement, je me demandais comment je pouvais arriver à être partout à la fois. Mais chacun à votre manière, vous avez été là quand nous avons eu besoin de vous. Aujourd'hui, nous sommes les parents d'Angela et de Charles, et nous savons que Noël n'est pas très loin. Je vous remercie de tout mon cœur !

J'écoute Mario et je réalise à quel point nos vies ont été différentes au cours des dernières semaines. Lui est épuisé à cause de sa course folle des derniers mois et, de mon côté, je suis incapable de reprendre mes activités là où je les ai laissées puisque mon corps souffre de ma longue immobilité.

Je ne peux pas parler à mon tour, car Charles a un besoin criant de boire. Je reviens avec les invités au moment de lever notre verre à l'an 2000. C'est magique. Il y a de l'amour dans l'air, surtout entre Philippe et Hélèna. Finalement, le bogue de l'an 2000 ne se manifeste pas.

Après cette soirée, il est temps de retrouver notre quotidien et de me refaire une santé.

Je pense que mon rôle de couveuse m'a transformée pour toujours. J'espère qu'il a fait de moi une meilleure personne. Ma capacité à lâcher prise a été mise à rude épreuve. J'ai compris que la Terre peut très bien tourner sans moi. Même si les choses n'ont pas toujours été faites comme j'aurais voulu, elles ont été faites. C'est une grande leçon de vie pour moi. C'est la première fois en trente ans que je peux dire haut et fort que je suis fière de ce que j'ai accompli. J'ai mené à terme un grand projet. J'ai relevé un défi qui exigeait de la rigueur et de la constance. En plus, ce projet porte un nom : Charles. J'ai appris à demander de l'aide.

J'ai compris l'importance de la famille et des amis. Ils nous acceptent autant dans les beaux moments que dans ceux de grande vulnérabilité.

J'ai aussi pris conscience de la force du couple. À partir de maintenant, Mario et moi sommes une entité. Il y a Mario, il y a moi et il y a nous. J'ai la certitude que nous en sortons plus complices, on a un peu fait la guerre ensemble.

Je retrouve mon quotidien, mais je le vois d'un autre œil. C'est un privilège d'être présente chaque jour auprès de Mario et de mes deux enfants. Je réalise que je suis beaucoup plus libre que je le pensais. Je comprends encore plus un vieil adage bouddhiste : « Ne cherche pas le bonheur, il est là où tu es ! » Ces cent trente-trois jours m'ont menée vers le bonheur et l'équilibre. Je sais maintenant ce qu'est la gratitude. C'est étrange, j'ai fait un grand bout de chemin en revisitant ma vie tout en étant immobile.

ÉPILOGUE

Je ne peux pas dissocier le destin de Noël de celui de Charles. Noël m'a appris que j'étais prête à accompagner un enfant différent, que pour rien au monde je n'aurais accepté d'interrompre ma grossesse après vingt-neuf semaines s'il avait eu une chance de survivre. Grâce à lui, les 2 % de chances de survie de Charles n'ont pas été un obstacle. Ces 2 % signifiaient l'espoir et m'ont permis de croire que tout était possible, qu'il ne fallait pas baisser les bras. Je devais honorer la mémoire de Noël. Sans lui, je ne crois pas que j'aurais été si acharnée. Tout au long de ces cent trente-trois jours, je ne me suis jamais sentie seule. J'aime croire qu'il est notre ange gardien.

Aujourd'hui, Charles a quatorze ans, il croque dans la vie, il a le bonheur facile, il a beaucoup d'empathie pour les gens qui ont des difficultés, et c'est sans oublier son fort caractère. Si je l'avais dessiné, il serait exactement comme il est.

Après cet épisode, Angela se réveillait la nuit pour me regarder dormir. Elle avait peur que je quitte la maison précipitamment. Aujourd'hui, c'est une belle jeune femme de dix-sept ans, douce et déterminée. Je suis toujours aussi convaincue que c'est une vieille âme.

Trois ans après l'arrivée de Charles, Juliette s'est ajoutée à la famille. Cette grossesse s'est bien déroulée. Je n'ai pas eu d'amniocentèse, mais plutôt le test de clarté nucale, ce que je conseille fortement à toutes les femmes avant d'en arriver à l'amniocentèse. Elle est en parfaite santé et elle apporte le volet artistique à notre clan. J'aurai donc eu quatre enfants en six ans. Pour une femme qui n'en voulait pas, j'ai fait ma part !

Ce genre d'événement crée un fossé entre l'avant et l'après. Mon regard sur les gens a changé. Je suis plus tolérante et plus impatiente à la fois. Avant de juger, je veux connaître tous les faits. J'ai compris que, quand notre instinct et nos convictions vont dans le même sens, il faut les entendre. Il faut se faire confiance et aller jusqu'au bout de ses choix. Il faut repérer les gens qui croient en nous et ne pas perdre de temps à tenter de convaincre les autres.

Ma plus grande découverte est simple : il faut savoir s'entourer des bonnes personnes. Celles auprès de qui nous ne jouons aucun rôle. Ces relations mettent en lumière notre authenticité et nous incitent à nous voir tels que nous sommes, sans faux-fuyants. Il faut permettre à ceux que l'on aime d'entrer dans notre part d'ombre. Pour moi, cette forme d'intimité est fondamentale à l'amitié.

J'ai eu le privilège de recevoir de grandes leçons de vie au cours de ma trentième année. Je les porte en moi chaque jour depuis bientôt quinze ans. C'est sans aucun doute l'une de mes plus grandes richesses.

Juin 2014

Remerciements

Je tiens à remercier celle qui m'a ouvert une porte, celle de l'écriture. J'ai toujours aimé lire sans jamais penser que mon nom serait un jour sur la couverture d'un livre. Après quelques rencontres avec Johanne Guay, éditrice chez Librex, elle m'a convaincue que je pouvais écrire. Sans toi, Johanne, cette histoire n'aurait jamais été racontée de cette façon.

Mario, je te remercie pour ta confiance, tu ne m'as jamais demandé de lire ce texte tant qu'il n'a pas été terminé. J'ai grandement apprécié. Tu as su respecter ma vision de notre histoire. Le grand bonheur pour moi a été quand tu as trouvé le titre : *La Couveuse*. Dès que je t'ai entendu le dire, tout a pris un sens. Quand je lis le titre, je te sais avec moi dans cette nouvelle aventure.

Lise, tu m'as permis d'accepter le doute qui m'envahissait. Je te suis reconnaissante d'avoir bien voulu partager ton expérience afin de mieux vivre avec cette fragilité qui m'a habitée tout au long de l'écriture.

Angela, Charles et Juliette, vous avez dû partager votre quotidien avec une maman qui avait un pied dans le passé et l'autre dans le présent. Désolée pour mes moments de distraction. Je veux vous dire merci pour l'enthousiasme que vous avez eu pour ce projet. À plusieurs moments, vous m'avez aidée sans le savoir à poursuivre l'écriture. Je voulais que vous connaissiez cette période marquante dans la vie de votre père et dans la mienne.

Merci à ceux et à celles qui ont accepté de faire partie de mon comité de lecture : Mario, Claudine, Marie, Patrice, Lisa-Marie et Nadja. Vous m'avez donné confiance.

Mettre mon visage sur la couverture ne fut pas une décision facile. Après une longue réflexion, j'ai accepté. Pierre Manning a su saisir l'esprit et le sens de *La Couveuse*. Dès que j'ai vu cette photo, j'ai su que c'était la bonne.

Un grand merci à toute l'équipe de Librex, tout fut facile avec vous. Dès le départ, j'étais très complexée de savoir que vous aviez travaillé, entre autres, avec Kim Thúy, celle qui manie les mots comme peu savent le faire. Jamais je ne vous ai sentis découragés par mon travail. Au contraire, votre dynamisme et vos sourires m'ont stimulée à donner le meilleur de moi-même.

Voilà, c'est ce qui met fin à ce grand et périlleux défi. Il ne me reste qu'à vous remercier, cher lecteur, chère lectrice, d'avoir pris du temps pour lire *La Couveuse*.

Suivez les Éditions Libre Expression sur le Web :
www.edlibreexpression.com

Cet ouvrage a été composé en Adobe Caslon 12,25/15
et achevé d'imprimer en septembre 2014 sur les presses
de Marquis Imprimeur, Québec, Canada.